Nancy Charles

Les hommes roses

Le cancer du sein, ça les touche aussi

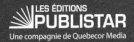

LES ÉDITIONS
PUBLISTAR
Une compagnie de Quebecor Media

Données de catalogage avant publication de Bibliothèque
et Archives nationales du Québec et Bibliothèque et Archives Canada

Charles, Nancy
Les hommes roses : le cancer du sein, ça les touche aussi
ISBN 978-2-89562-219-2
1. Sein - Cancer - Aspect psychologique. 2. Sein - Cancer - Patientes - Réseaux sociaux - Québec (Province).
3. Sein - Cancer - Patientes - Québec (Province) - Ouvrages illustrés. I. Titre.

RC280.B8C42 2008   362.196'994490019   C2008-941623-6

Édition : Julie Simard
Révision linguistique : Marie Pigeon Labrecque
Correction d'épreuves : Dominique Issenhuth
Couverture : Axel Pérez de León
Grille graphique intérieure : Axel Pérez de León
Mise en pages : Axel Pérez de León et Absynthe
Photos : Nancy Charles

Remerciements
Les Éditions Publistar reconnaissent l'aide financière du gouvernement du Canada par l'entremise du Programme
d'aide au développement de l'industrie de l'édition (PADIÉ) pour ses activités d'édition. Nous remercions la Société
de développement des entreprises culturelles du Québec (SODEC) du soutien accordé à notre programme de publication. Gouvernement du Québec – Programme de crédit d'impôt pour l'édition de livres – gestion SODEC.

Les Éditions Publistar
Groupe Librex inc.
La Tourelle
1055, boul. René-Lévesque Est, bureau 800
Montréal (Québec) H2L 4S5
Tél. : 514 849-5259
Téléc. : 514 849-1388

Distribution au Canada
Messageries ADP
2315, rue de la Province
Longueuil (Québec) J4G 1G4
Téléphone : 450 640-1234
Sans frais : 1 800 771-3022

Diffusion hors Canada
Interforum

Dépôt légal – Bibliothèque et Archives nationales
du Québec et Bibliothèque et Archives Canada, 2008

ISBN : 978-2-89562-219-2

Cet ouvrage a été composé en Bitstream Humanist Slabserif et en Adobe Kepler.
Achevé d'imprimer en septembre 2008 sur les presses de Quebecor World St-Jean, Canada.

Remerciements

C'est d'abord vous, précieux collaborateurs, que je tiens à remercier pour votre confiance. Vous m'avez accueillie dans votre intimité, dans vos secrets. Je vous suis d'autant plus reconnaissante que ce livre se fonde sur vos souffrances, sur votre vécu face au cancer du sein. Merci de m'avoir tant donné et d'avoir fait de cette œuvre collective la vôtre.

Un merci tout spécial à Mme Ruth Lamontagne, Mme Oana Banu et M. Louis Bégin qui ont commencé cette aventure avec moi, mais qui n'en voient la réalisation que depuis un monde meilleur, je l'espère. Merci aussi à Mme France Lefebvre, que je n'ai malheureusement pas connue. Elle représente toutes ces femmes qui ont lutté contre un cancer du sein mais n'ont pas remporté la victoire. Merci à l'équipe derrière la Fondation du cancer du sein du Québec. Votre travail indispensable fait toute une différence dans la vie des gens aux prises avec cette maladie. Au Groupe Librex, j'ai trouvé la meilleure équipe qui soit. Julie, Lison, Axel, Jean, Natalie, Marie-Claude et tous les autres, merci d'y avoir mis votre cœur et votre talent. Un projet d'une telle envergure, pour une p'tite fille native de Saint-Joseph-de-Coleraine, c'était tout un défi. Merci à toutes les personnes qui ont cru en moi. Un merci particulier à Véronique Rivard et Mériem Chaïeb, mes précieuses amies et complices. Merci d'avoir cru en ce livre et d'avoir ouvert de grandes portes que j'aurais été incapable d'ouvrir toute seule. Merci à Benoit, mon grand amour, mon âme sœur, toi qui me comprends sans que j'aie à prononcer le moindre mot. Ton aide fut si précieuse. Merci à toi, ma puce d'amour. Merci pour tes bisous et tes câlins et pour toutes ces fois où tu me dis, du haut de tes trois ans, « Maman, je t'aime » et où je te réponds : « Je t'aime aussi, ma puce. »

Nancy

Sommaire

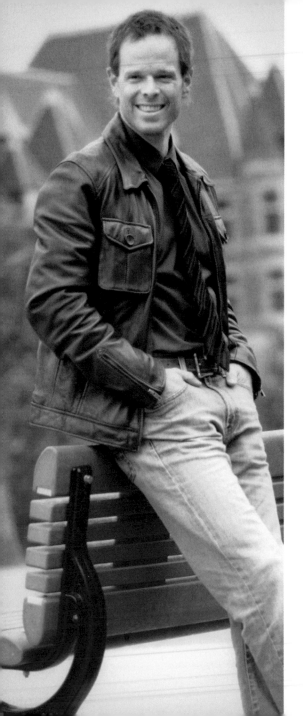

Préface de M. Jean-Luc Brassard

Par une belle journée de juin, ma mère est décédée après avoir livré un troisième combat contre le cancer. Les deux premiers affectaient un sein, alors que le dernier était logé à l'estomac.

Elle était l'incarnation du plaisir de vivre, savourant chaque coucher de soleil, chaque goutte de pluie arrosant son jardin, chaque éclosion d'une nouvelle fleur sur ses plates-bandes.

Pendant trente-cinq ans, celle qui m'a mis au monde, m'a élevé, a fermé les yeux sur mes erreurs, m'a fait rire à souhait, et m'a consolé même quand j'étais un athlète olympique, était éternelle, invincible... et pourtant!

Si j'ai vécu de belles rivalités et de grandes compétitions lors de mon passage comme skieur sur la scène internationale, jamais un adversaire ne fut aussi redoutable que cette maladie invisible que ma mère a courageusement affrontée. Elle avait décidé de ne pas alerter parents et amis de sa situation, ayant autre chose à faire que de courir au téléphone pour essuyer les doléances de tous, fussent-elles parées des plus belles intentions. Si bonne humeur, plaisir de vivre et traitements ont mis en échec les assauts de cette maladie lors des deux premières tentatives, elles l'ont aussi épuisée, et le troisième affrontement fut aussi sournois qu'expéditif.

« Cancer » est un nom synonyme d'interrogation, de crainte, de désillusion et d'espoir. Mais ce nom est aussi celui d'un ennemi qu'on peut maintenant identifier, analyser et combattre. Grâce à la science, cette maladie peut être, dans la majorité des cas, dominée. L'expérience de tout un chacun contribue un tant soit peu à ce succès.

Puisque vous tenez présentement ce livre entre vos mains, c'est que vous êtes sensibilisé de près ou de loin à cette maladie. Les prochaines pages livreront un intense bouquet de témoignages qui vous feront sourire, vous humecteront les yeux, vous surprendront, et qui, je l'espère, vous donneront espoir et renseignements sur un adversaire qui, malgré la lourdeur de son évocation, peut être vaincu.

Jean-Luc

À Véronique,
pour que ta vie
de femme soit
une vie sans
cancer du sein.

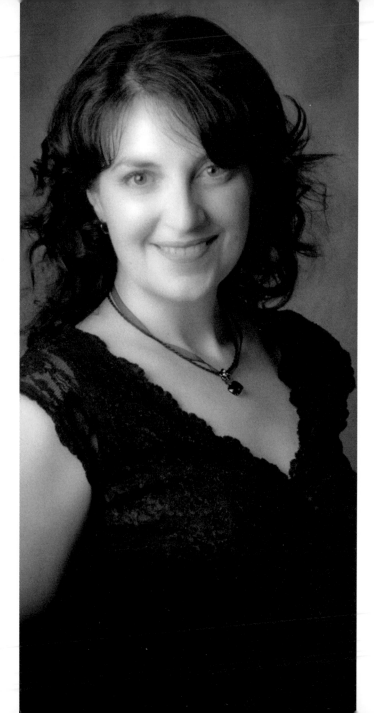

Présentation de Nancy Charles

Deux de mes tantes, Ghislaine et Rolande, ont souffert du cancer du sein. Un jour, j'ai donc décidé d'utiliser mon talent de photographe pour saluer leur courage et exprimer à mes proches à quel point ils comptent dans ma vie. Mais comment bâtir un projet original ? J'approfondissais plusieurs scénarios lorsque j'ai vu le comédien Marc Labrèche à la télévision. Sa conjointe était décédée d'un cancer quelques années plus tôt. En raison du silence qu'il a préféré garder tout au long de cette épreuve, et que je respecte au plus haut point, je me suis demandé comment les hommes vivent la maladie de leur conjointe ou d'une proche. M. Labrèche venait de me montrer la voie pour lancer le projet *Les Hommes roses*.

C'est en janvier 2007 que j'ai commencé à me sensibiliser à la dure réalité du cancer du sein. Il serait erroné de croire tout connaître sur cette maladie. Seules les personnes atteintes en connaissent la véritable teneur, parce qu'elles l'ont décodée pendant leur propre parcours. Le mal physique est le lot des personnes atteintes, mais le mal émotionnel est partagé par tous ceux qui les entourent. Les hommes, en particulier, sont trop souvent laissés pour compte, comme si leur propre douleur était secondaire. Ils ont pourtant un sentiment d'impuissance qui les ronge et un désarroi à l'exprimer. Pour la première fois dans l'histoire du Québec, trente personnalités masculines prennent la parole et nous révèlent leurs peurs, mais surtout leur espoir et leur admiration pour des survivantes. Ces hommes se confient et dévoilent leur implication dans la lutte contre le cancer du sein. *Les Hommes roses* se veut avant tout un livre de réconfort et de soutien pour ceux et celles dont la vie est ou sera bouleversée par cette maladie, mais aussi un ouvrage émaillé de repères pour comprendre les propos scientifiques pertinents. Puissiez-vous y trouver les outils nécessaires afin de mieux vivre les transformations et le chaos de la maladie, et surtout, conserver l'espoir de surmonter l'épreuve comme ceux et celles que vous découvrirez dans ces pages.

Patrice Coquereau
et Ruth Lamontagne

L'AMIE DE SES PARENTS

Le mari de Ruth Lamontagne, Michel Audy, et le père de Patrice se fréquentent depuis de nombreuses années, s'étant liés d'amitié lors d'un travail commun. Patrice et moi avions rejoint Ruth et Michel à leur chalet en banlieue de Québec. Patrice s'est revu, petit garçon, dans ce lieu où il jouait avec les fils Audy, lorsque Ruth le gardait en l'absence de ses parents.

L'humour de Michel rendait cette rencontre détendue et animée. Ruth rayonnait par son sourire malgré ses déplacements limités en chaise roulante. Je percevais derrière leur bonne humeur beaucoup de détresse et de souffrance. Ruth avait eu son premier cancer du sein vingt-deux ans plus tôt. Après un intermède de neuf ans, un second cancer du sein refit surface, se transformant peu à peu au fil des ans afin d'attaquer différentes parties de son corps : foie, os... Ils m'ont parlé de leur combat de tous les jours, de l'emprise d'une telle maladie sur les moindres gestes du quotidien. Puisque leur vie tournait autour des examens médicaux, des traitements de

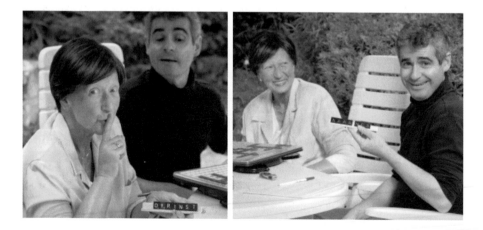

chimiothérapie ou de radiothérapie depuis tant d'années, ils avaient choisi, tacitement, de ne pas chercher à savoir comment chacun se sentait par rapport à ce dur combat et de ne pas se confier leur douleur réciproque. Ils refusaient de partager ces mots avec l'autre, ni même avec leurs enfants, laissant croire à une force individuelle qu'ils n'avaient pourtant pas. Ils avaient peur de l'avenir et cela rendait leurs cœurs bien lourds.

Les éclaircies, dans un ciel plutôt nuageux, nous avaient permis de nous rendre à l'extérieur pour une partie de Scrabble entre Patrice et Ruth. Cette femme ne s'était pas amusée ainsi depuis un certain temps et il me semblait qu'elle en oubliait la précarité de sa condition physique. Michel admirait la scène à l'écart, prenant un réel plaisir à voir sa femme de si bonne humeur, temporairement libérée du cancer. Que n'aurait-il donné pour arrêter le temps à ce moment-là...

FACE À LA MORT

Un mois après que nous avons vu Ruth, son médecin lui annonça que les traitements de chimiothérapie n'avaient pas eu l'effet espéré sur les métastases et que la médecine ne pouvait plus rien pour elle. Bien qu'elle eût combattu de toutes ses forces depuis de nombreuses années, elle était finalement vaincue ; elle avait perdu. Là où elle devait se rendre, Michel ne pouvait plus l'accompagner.

Patrice eut l'occasion de lui rendre visite après cette terrible nouvelle et me fit part de sa douleur, de son impuissance devant la mort. Nos conversations téléphoniques étaient ponctuées de longs silences, nous étions incapables de trouver les mots pour exprimer notre tristesse. Ruth avait abdiqué et faiblissait de jour en jour. Le 11 septembre 2007, Ruth partit vers un monde exempt de cancer et de souffrance.

Chacune des femmes présentées dans ce livre est chère à mes yeux. Je ne voulais donc pas me résigner à cette fatalité qui guette toute personne atteinte du cancer du sein et qui, malheureusement, a emporté Ruth Lamontagne.

Je tenais de tout cœur à rendre un hommage particulier à Michel Audy, son mari, son complice, son amour, son soutien, qui a toujours pris soin d'elle, négligeant ses propres rêves afin de se mettre au diapason des souffrances de Ruth. Sa vie, il la vivait à travers elle; elle était sa priorité.

Au nom de Ruth et de toutes celles dont le conjoint est resté présent dans le meilleur et surtout dans le pire de la maladie, merci aux hommes comme Michel. Merci d'être là pour elles.

| MOT À BANNIR :

Peur.

| PHRASE MOTIVATRICE :

« Quand on change d'habitude et d'attitude, on change d'altitude. » (Je sais que certains vont trouver qu'entre la phrase et la réalité, il y a un décalage, mais moi, elle m'inspire; il y a quelque chose de ludique là-dedans.)

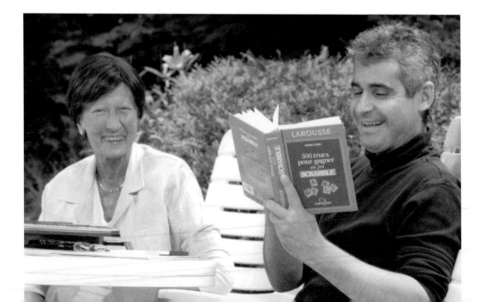

Lettre hommage de M. Patrice Coquereau

Le 24 juillet 2007

Ruth,

Depuis plus de vingt-deux ans maintenant, vous menez un terrible combat contre un mal terrifiant. Pendant toutes ces années de souffrance et d'inquiétude, je ne vous ai vue que quelques fois. En juillet dernier, nous avons passé un après-midi ensemble. Oui, je vous ai vue souffrante, mais lucide. Totalement lucide. Tout comme Michel. Si votre corps était diminué, votre esprit était demeuré intact. Vous aviez encore la capacité de sourire, de rire malgré cette épreuve. Vous aviez accepté de participer à ce projet, désirant donner aux autres ce que vous aviez vous-même reçu. Vous aviez même fait la cuisine quand Nancy et moi sommes venus vous voir. C'est déjà faire preuve de courage et de générosité.

Le cycle de la vie est un grand mystère. Vous pouvez vous vanter d'avoir fait mentir des prédictions alarmistes. Je ne sais si on vous avait annoncé une courte période de vie après le diagnostic initial, mais vous avez tenu la barre haut la main. Vous avez tout tenté et réussi à demeurer vivante si longtemps. Bravo ! Mille fois bravo !

Peu importe l'avenir, Ruth, je vous le souhaite serein, harmonieux, doux, calme et plein de la vérité qui vous anime. Michel, Stéphane et François, j'espère de tout cœur que vous composez de la meilleure des façons avec cette maladie. Et que tous, vous êtes entourés d'une présence réconfortante.

Patrice

Lettre d'adieu de Mme Nancy Charles

Le 17 septembre 2007

La météo nous gratifie d'une magnifique journée ensoleillée. C'est une de ces journées dont rêvent tous les futurs mariés pour célébrer le début de leur vie à deux et qui rend le cortège fou de joie ! Pourtant, je me trouve dans un cortège funèbre dans lequel aucun klaxon n'est autorisé à rompre le silence. Le contraste entre le beau temps et mon déchirement intérieur est trop vif. Il devrait toujours pleuvoir lors des enterrements ; les cinéastes l'ont compris.

Ironie ou peut-être cadeau du destin, je me suis perdue dans la grande ville fusionnée de Québec et suis arrivée en retard au salon funéraire. J'ai même failli vous manquer à l'église. Je garde donc le souvenir de ce merveilleux moment passé avec vous à faire ces photos, signe que je ne devais jamais oublier votre sourire. Mon grand regret est de savoir que je ne verrai jamais vos yeux brillants de fierté le soir du lancement de notre livre. Ce soir-là, vos yeux pétillants vont me manquer, vous qui vous êtes envolée alors que le projet prenait son propre envol.

Un dernier *Notre Père*, les ultimes au revoir de vos parents et ami(e)s, puis je suis restée seule avec vous, assise sur le bord d'une pierre tombale voisine, un peu pour vous tenir compagnie, un peu pour vous parler. Le soleil réfléchi sur votre cercueil me renvoie l'image d'une femme aux yeux rougis par les larmes. Le bleu, le jaune et le blanc sont les couleurs des dernières fleurs qui vous sont offertes et que tous ont quittées avant de les voir se faner.

Votre fils François est venu me rejoindre… Il est temps pour moi de partir, bien que j'eusse souhaité demeurer près de vous. Je pose mon regard une dernière fois sur votre cercueil, vous imaginant endormie, sereine pour l'éternité.

Oui, c'est une magnifique journée ensoleillée. Ce soleil est à votre image, Ruth, et me réconforte à présent. Il me rappelle que la vie continue et que vous ne me quitterez jamais puisque vous serez toujours dans mon cœur, toujours aussi rayonnante.

Merci d'être passée dans ma vie.

Nancy

Lettre post-mortem de M. Patrice Coquereau

Le 22 avril 2008

Bonjour Ruth,

J'aime le mot « bonjour » ; le bon et le jour, la douceur et la lumière.

Voilà maintenant quelques mois que vous nous avez quittés. Après tant d'années de stress, d'épreuves, de doutes, de combats. J'ai tout de même eu la chance de vous côtoyer quelque temps avant les derniers instants.

Ce que je retiens surtout de ces quelques moments partagés avec vous et Michel, Stéphane et François, c'est l'extrême puissance et fragilité du moment présent.

C'est quoi, la vie ? C'est quoi, ce contrat d'existence qui nous ballotte d'expérience en expérience, de choix en choix, qui nous confronte ou nous enchante, qui nous transporte ou nous déçoit, ce perpétuel mouvement où la naissance peut être soit heureuse soit difficile, et la mort, inéluctable.

J'ai eu quarante-sept ans récemment. Je suis encore relativement jeune et en santé, privilégié en ce sens que je suis comblé par la vie, même si je considère la vie difficile. J'ai dû persévérer pour me faire une niche au soleil, et tout cela est, j'en suis bien conscient, très aléatoire, et surtout, très éphémère.

Lorsque je vous ai vue pour la dernière fois, au salon funéraire, je ne pouvais m'empêcher de penser et de sentir que la vie est si forte et si intelligente qu'elle nous donne encore et encore des tours de manège afin que l'expérience de la vie, l'exploration des multiples possibilités et contradictions du vécu soient permis.

J'aurais envie de dire spontanément : Le temps presse ! Mais fondamentalement, je me dis : Nous avons tout notre temps…

Bon voyage, Ruth, et j'ose espérer que les retrouvailles existent dans l'au-delà !

Merci !

Patrice Coquereau

Rachid Badouri
et Khadija Badouri

UNE MÈRE

Normalement, une mère éprouve un amour inconditionnel pour son enfant. L'inverse n'est malheureusement jamais une certitude. Il suffit pourtant de demander à Rachid Badouri de parler de sa mère pour ressentir son grand amour pour celle qui lui a donné la vie. Il dira sans gêne : « Je connais ma mère. Je vis en ma mère et ma mère vit en moi. » Leur lien est très fort. Bien que Rachid soit l'enfant, il est solide et ne désire que protéger sa mère.

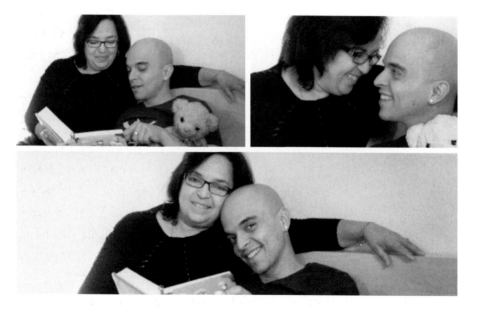

ÉPARGNER LES SIENS

Mme Badouri a eu un premier cancer du sein en 2001. Les médecins lui suggérèrent alors d'enlever le sein au complet, mais elle refusa, préférant une mastectomie partielle. À peine quatre ans plus tard, le cancer avait récidivé dans le même sein. Elle dut s'incliner devant la maladie et subir une mastectomie complète.

Rachid apprit la nouvelle peu avant la mastectomie partielle, car sa mère refusait de lui dire la vérité sur son état, voulant lui éviter à la fois de souffrir et de s'inquiéter : « C'était comme si on m'annonçait que c'était moi qui étais atteint. La première chose que j'ai faite a été d'enfiler mes souliers, de sortir et de me mettre à courir... Je ne comprenais pas ce qui se passait. Qu'est-ce que j'allais devenir si elle partait maintenant ? Comment allais-je vivre sans elle, juste avec mon père ? Là, j'ai paniqué ! »

Rachid a énormément d'admiration pour sa mère : « Je savais qu'elle était forte, mais je ne connaissais pas son niveau de force. Là, je l'ai vu. C'était extraordinaire ! On peut apprendre toutes sortes de choses, mais la force qu'elle dégage, cette force, elle l'a en elle. Elle a un amour inconditionnel pour sa famille et, même dans un état où elle était menacée de mort, elle nous protégeait encore. Si seulement je pouvais avoir cet héritage, si elle pouvait me transmettre cette force-là ! »

Celui qui a été nommé « Révélation de l'année » au Festival Juste pour rire en 2005 avoue avoir été auprès d'elle à 150 %. Il accompagnait sa mère à ses rendez-vous et questionnait les médecins. Il devint une source d'information pour ses parents et amis ! Mais ces connaissances ne parvenaient pas à effacer sa peur. « J'ai peur du moment où on va me dire : "Assieds-toi, j'ai quelque chose à te dire. Ta mère n'est plus ici." Est-ce que je serai sur scène, en train de tourner un film, à mon mariage ? Perdre une mère, ça fait toujours mal, mais je pense qu'il y a plusieurs niveaux de proximité. Moi, je vis le niveau le plus haut, c'est sûr et certain. J'ai foi en Dieu et je crois que lorsque ça va m'arriver, il va me donner la force de passer au travers. »

Rachid sait à quel point le moment présent est significatif. Il suffit de voir l'étincelle dans son regard lorsqu'il parle de sa mère pour constater qu'il a fait du cancer de celle-ci son propre combat. Et il croit fermement que tous les hommes devraient le vivre ainsi.

LE CANCER DU SEIN RÉCIDIVANT

Le risque de récidive dans le cas d'un cancer in situ est pratiquement nul. Par contre, dans le cas d'un cancer du sein avec atteinte ganglionnaire, le risque de récidive augmente en proportion du nombre de ganglions atteints.

La majorité des récidives du cancer du sein surviennent dans les cinq ans suivant la fin des traitements, bien qu'elles puissent parfois se produire beaucoup plus tardivement.

Le cancer du sein qui revient au même endroit, comme dans le cas de Mme Badouri, peut souvent être traité. Malheureusement, s'il récidive ailleurs dans le corps, cela signifie généralement que le cancer est à un stade plus avancé et qu'il est souvent incurable. Cela ne condamne pas automatiquement la patiente puisqu'un cancer du sein avancé peut être stabilisé pendant fort longtemps.

PHRASE MOTIVATRICE :

« J'ai une mission dans la vie et je ne peux m'arrêter tant qu'elle n'est pas accomplie. »

Lettre hommage de M. Rachid Badouri

COMMENT FAIT-ELLE ?

Comment fais-tu, maman, pour ne jamais te brûler les doigts lorsque tu sors le poulet très chaud du four ? Comment fais-tu pour que n'importe quel bébé de ce monde arrête de pleurer une fois dans tes bras ? Comment fais-tu pour cuisiner aussi bien et avec autant d'amour ? Comment fais-tu pour toujours nous pardonner sans rancune jamais ? Comment fais-tu pour ne jamais vieillir ? Comment fais-tu pour rire à chacune de mes blagues après les avoir entendues plus de 10 000 fois ? Comment fais-tu pour respirer quand tu donnes ton souffle vingt-quatre heures sur vingt-quatre à ta famille ? Comment fais-tu pour comprendre exactement ce qu'il y a dans mon cœur chaque fois ? Comment fais-tu pour savoir quand je suis blessé à la seconde où cela arrive, même à des centaines de kilomètres de moi ? Comment fais-tu pour être si fidèle à Dieu ? Comment fais-tu pour te faire aimer inconditionnellement de tous ? Comment fais-tu pour être si belle ?

Comment fais-tu pour toujours sourire à la vie malgré les épreuves qu'elle t'a fait vivre ? Comment fais-tu pour toujours être debout, plus forte que jamais après deux durs cancers !

Je crois savoir comment… Tu es un Super Héros ! Tu gardes sûrement le secret pour ne pas nous faire peur, c'est ça ? J'en suis convaincu ! Ouais ! Super Héros ! J'ai même une preuve d'un de tes pouvoirs, lorsque tu me donnes l'heure exacte, sans regarder ta montre, en me disant : Rachid ! Il est l'heure de te calmer maintenant !

Je t'aime Ima Eno !

Ton fils, Rachid

| MOT À BANNIR :

Cancer.

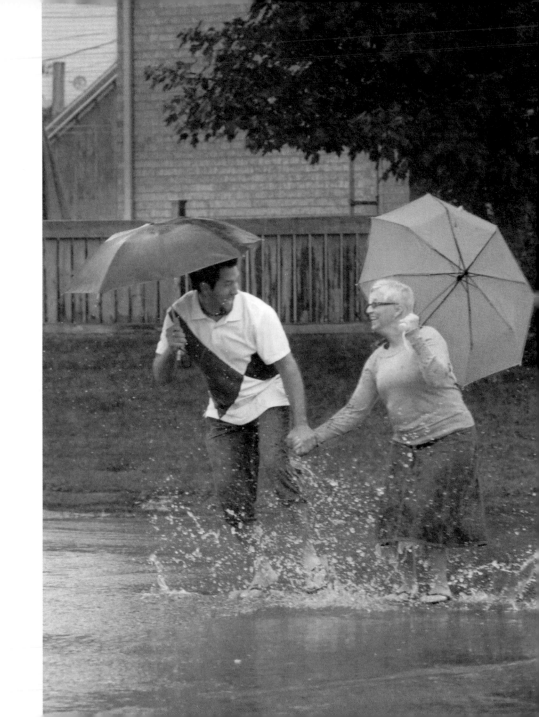

Jonathan
et Julie Collin

UNE SŒUR

Jonathan Collin est le cadet d'une famille de trois enfants. Julie est la sœur aînée. Dès leur jeune âge, ils furent séparés, Julie allant habiter avec leur mère, et Jonathan, avec leur père. Pourtant, Jonathan reçut la nouvelle du cancer de sa grande sœur comme une occasion de se rapprocher d'elle, d'apprendre à mieux la connaître. Il voulut l'aider. Mais comment ? Il croyait que tout ce qu'il pouvait faire se résumait à lui téléphoner aussi souvent que possible afin de l'encourager à ne pas nourrir sa peur de la maladie, et à être une source d'optimisme inépuisable.

Cependant, il se sentait coupable de son impuissance, de son incapacité à mieux soutenir Julie quand elle se reprochait de ne pouvoir être plus présente pour sa propre fille.

La force et le courage de sa sœur ont été une source d'inspiration. Il a présenté son spectacle d'humour à la salle du Gesù et, pour chaque billet vendu, a remis une somme importante à la Fondation du cancer du sein du Québec. Il avait ainsi trouvé le moyen d'aider sa sœur et toutes celles vivant un cauchemar semblable.

LA BATAILLE DE JULIE

C'est au début du mois de janvier 2006 que la vie de Julie a basculé. Après une mammographie, une échographie et ensuite une biopsie, le verdict est tombé : cancer du sein. Cette nouvelle n'a cependant pas créé de panique… simplement des larmes, beaucoup de larmes. Maman d'une petite fille d'un an et demi, elle devait être forte et se battre. Elle a donc suivi le courant.

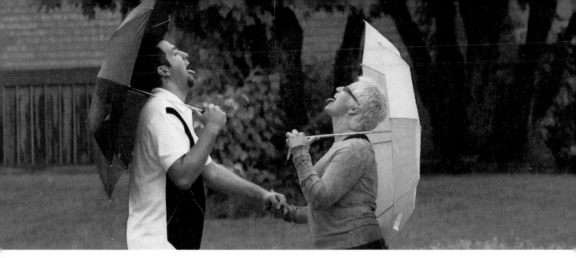

Puisque le cancer de Julie était infiltrant, c'est-à-dire qu'il n'était plus confiné à la région du sein où il avait pris naissance, elle a dû subir deux interventions chirurgicales. D'abord, pour enlever la masse cancéreuse, et ensuite, pour enlever les ganglions lymphatiques. Des traitements de chimiothérapie et de radiothérapie ont suivi. La chimiothérapie a été très douloureuse dans son cas.

À l'époque, la mère de Julie lui donnait un coup de main, mais celle-ci, bien qu'affaiblie par ses traitements, se levait et faisait semblant d'aller bien pour prendre soin de son bébé. Malgré ses efforts pour lui cacher sa souffrance, elle ne pouvait empêcher que sa fille découvre déjà une réalité: la maladie s'emparait de sa mère. Comme elle aurait voulu lui épargner ces images…

Julie s'est sentie très seule face à son cancer et en garde un goût plutôt amer. Si nous pensons que chaque personne souffrant d'un cancer du sein trouve tout le réconfort et l'appui souhaités en tendant la main, ce n'était malheureusement pas le cas pour Julie. Aujourd'hui encore, elle a du mal à récupérer physiquement… et vit continuellement dans l'inquiétude qu'un jour, pas très lointain, son médecin lui dira que le cancer est revenu. «Par contre, dorénavant, Julie, tu n'es plus seule dans ta lutte et tes craintes… », lui souffle Jonathan.

Lettre hommage de M. Collin

À toi, grande sœur!

Il serait si difficile de dire toutes les émotions qui sont montées en moi lorsque j'ai appris la nouvelle de ton cancer du sein... Mais il y a eu beaucoup de souvenirs qui ont surgi de mon coffre d'enfant... Tellement de non-dits entre toi et moi, de différences et, en même temps, tellement de ressemblances; une vie parallèle à la mienne et qui part de la même source vers des chemins différents...

Te souviens-tu des fois où tu me surprenais, caché dans la salle de bain?... Te souviens-tu de la distance qui nous séparait?... Moi, je m'en souviens comme si c'était hier.

Tu sais, Julie, j'aurais voulu passer plus de moments magiques avec toi, mais la vie avait d'autres plans pour nous. Et puis, en vieillissant, il y a eu cette maladie qui a fait son entrée. Quelle entrée!

Elle t'a pris une partie de toi, de la femme que tu es, une partie de ma sœur. J'aurais voulu reprendre cette carabine à plomb de ma jeunesse pour l'éloigner de toi... Mais elle était trop forte pour moi... Quelle impuissance... Quelle tristesse de voir ma grande sœur côtoyer la mort. Mais il me restait une arme! J'ai demandé l'aide de tous les saints et je crois qu'ils m'ont écouté!

Tu sais, Julie, peut-être que je n'ai pas été aussi présent dans ta vie que j'aurais voulu l'être, mais sache que je t'admire énormément pour ton courage et je te regarde encore comme lorsque j'avais cinq ans... avec amour!

Ton petit frère,

Jonathan

| PHRASE MOTIVATRICE:
«J'aime mieux vivre mes rêves que rêver ma vie!»

LES SIGNES ET LES SYMPTÔMES

Les signes et les symptômes énoncés ici peuvent également être causés par d'autres affections médicales. Soyez vigilantes et consultez votre médecin lors d'apparition de symptômes inhabituels.

Masse dans un sein

• Une masse dans un sein qui ne diminue pas et ne disparaît pas est le signe le plus fréquent. Que la masse soit douloureuse ou non, il est toujours plus prudent d'en aviser son médecin.

Masse à l'aisselle

• La présence de petites masses dures à l'aisselle signifie parfois que le cancer du sein s'est propagé aux ganglions lymphatiques.

• Changement de la taille ou de la forme du sein.

Changement de la peau du sein

• La peau peut devenir capitonnée comme l'écorce d'une orange. La rougeur, l'enflure et une sensation de chaleur peuvent indiquer la présence d'un cancer du sein inflammatoire.

Changement du mamelon

• Des mamelons normaux pointant soudain dans une direction différente ou un mamelon inversé qui ne l'était pas auparavant, un écoulement contenant ou non du sang, une formation de croûtes ou d'ulcères ou la peau qui pèle peuvent être les signes de certains types rares de cancer du sein, comme la maladie de Paget mammaire.

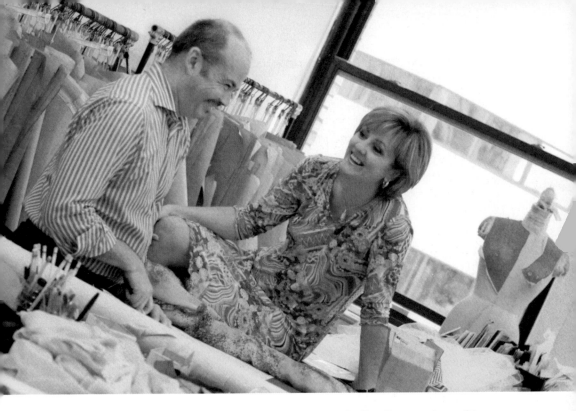

Michel Desjardins et Dominique Dufour

UNE TOP-MODÈLE

Michel Desjardins, un grand designer du Québec, a plus d'une fois mis en valeur la beauté naturelle de la femme.

Sur les tables de travail dans son atelier adjacent à l'espace boutique se trouvaient des esquisses, des ébauches, des échantillons de tissu. Au mur, accrochés comme des œuvres d'art, étaient épinglés les croquis de la nouvelle collection du designer. J'étais entrée dans l'univers secret d'un maître du prêt-à-porter du Québec, enchantée de pouvoir jeter un œil discret ici et là.

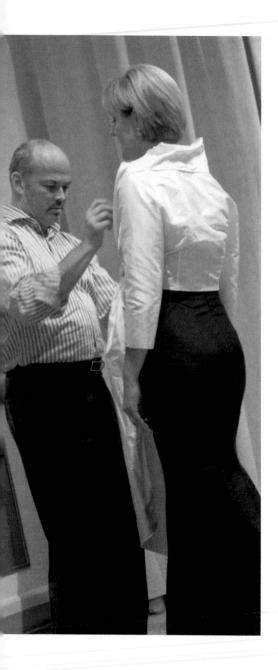

Lorsque Mme Dufour est arrivée, j'ai constaté que je l'avais bien imaginée. Elle était si belle ! Celle qui fut Miss Canada en 1981, bien que les années aient passé, était resplendissante. Je compris que mon travail serait facile avec celle qui sait charmer les caméras.

Pour la séance photo, nous avons simplement fait les ajustements de la robe de soirée que M. Desjardins a créée spécialement pour son amie, magnifique tenue qu'elle portera lors du lancement du livre. Dominique a toujours le corps aussi élancé et son élégance rehaussait la somptueuse création du designer.

UNE SECONDE CHANCE

Dominique Dufour n'avait que trente-quatre ans lorsqu'une toute petite masse apparut à son sein gauche, en septembre 1992. Une première mammographie apporta une bonne nouvelle : les résultats révélaient une tumeur bénigne de neuf millimètres. Une deuxième bonne nouvelle : elle était enceinte ! Comme elle désirait quand même faire enlever cette minuscule masse, il fut entendu avec son gynécologue de procéder à l'extraction après l'accouchement. Pourtant, en décembre, Dominique fit une fausse couche. Cette vie qui commençait à peine et avait perdu ses racines l'a peut-être sauvée – on ne le saura jamais – car Dominique découvrit que le petit pois dans son sein avait grossi et, en quelques semaines, avait atteint deux centimètres.

Croyant que c'était un défaut esthétique, elle eut recours aux services d'un chirurgien plasticien, qui lui enleva cette masse sous anesthésie locale. Bien que la masse semblât normale, les résultats d'analyse annoncèrent le pire : un cancer du sein. Ces résultats contraires à la mammographie confirmèrent que son cas était de ceux qui sont appelés « faux négatifs ».

Son chirurgien décida de réopérer afin d'aller gratter et nettoyer le périmètre entourant la tumeur dans le but d'éviter une récidive. Suivirent une vingtaine de traitements de radiothérapie puisque, dans son cas, les ganglions n'étaient pas atteints. Elle prit également du tamoxifen pendant les cinq années qui suivirent sa tumorectomie.

Pour cette ex-mannequin, on pourrait penser que le fait d'avoir un cancer du sein aurait beaucoup influencé l'image qu'elle avait d'elle-même. « Tout ce à quoi je pensais était de rester en vie, je ne me souciais pas de mon image. La vie, on n'en a qu'une et c'est quand on risque de la perdre qu'elle prend encore plus de valeur. Avoir peur de mourir m'a fait encore plus aimer la vie. J'avais confiance en mon médecin et je savais qu'il ferait tout pour m'éviter l'ablation. J'étais pourtant prête à le faire si c'était nécessaire. »

En 1999, elle devint la porte-parole de la Fondation du cancer du sein du Québec. Et en 2002, nous avons découvert son histoire par le biais de son livre, *Le Combat de ma vie*, aux éditions Publistar. Un récit touchant et inspirant qui montre aussi bien la beauté intérieure de cette femme attachante que ses peurs et son immense amour de la vie.

L'AUTO-EXAMEN DES SEINS

L'auto-examen des seins (AES) peut aider à détecter une masse suspecte et ainsi augmenter considérablement les chances de survie à un diagnostic de cancer du sein. Bien que la mammographie et l'examen annuel chez le médecin soient des moyens de dépistage plus efficaces que l'AES, les femmes qui le pratiquent découvrent souvent des cancers plus petits et moins développés que celles qui ne le pratiquent pas. En effet, en se familiarisant avec la constitution spécifique de leurs seins, elles arrivent à distinguer rapidement toute anomalie. Les conjoints aussi peuvent faire l'examen des seins de leur conjointe ! C'est d'ailleurs le conjoint de Mme Dufour qui a d'abord senti une bosse sur le sein de celle-ci.

L'AES consiste en une inspection visuelle et manuelle faite chaque mois, idéalement une semaine après la fin des règles, lorsque les seins sont moins engorgés, ou tous les mois à la même date pour celles qui n'ont plus de règles. En palpant votre sein dans le sens des aiguilles d'une montre, de la base du cou jusqu'au mamelon en passant par l'aisselle, vous couvrirez toutes les parties à examiner. Si vous n'êtes pas certaine de bien pratiquer l'AES, n'hésitez pas à demander l'aide de votre médecin.

Plus de 80 % des masses détectées lors d'un auto-examen des seins ne sont pas cancéreuses, mais toute anomalie devrait être examinée par un médecin. (Source : **www.rubanrose.org**)

Lettre hommage de M. Michel Desjardins

Chère Dominique,

Regarde comme tu es belle. Regarde comme tu es belle dans cette robe de soirée. J'ai voulu faire cette photo avec toi pour te rendre hommage. Hommage à ta beauté, à ta force et à ton courage. J'ai voulu te couvrir de soie et t'offrir une robe de star.

Tu seras toujours, pour moi, Miss Canada. Mais, depuis ce temps, tu as gagné un autre concours, beaucoup plus cruel celui-là. Un concours aux allures de combat sans lendemain. Tu t'es battue, tu as gagné et cette victoire rejaillit dans l'éclat de tes yeux, l'éclat de ton rire. Ta beauté irradie maintenant de la fragilité obstinée de la vie.

Il n'y a ni trophée ni cérémonie pour célébrer la victoire contre le cancer. Mais ce soir, dans cette robe de gala, tu peux traverser le tapis rouge et monter chercher ton Oscar.

Tu as gagné et nous t'applaudissons.

Michel Desjardins

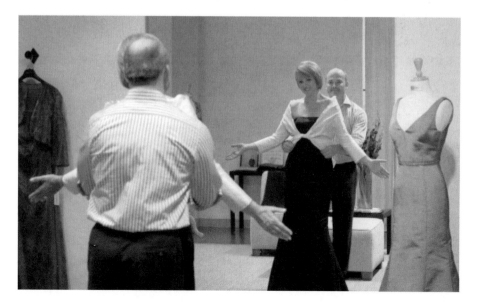

Gilles Latulippe
et Suzanne Lapointe

UNE AMIE

Gilles Latulippe et Suzanne Lapointe se connaissent depuis des lustres. Ils ont marqué la télévision québécoise en animant l'émission *Les Démons du midi* pendant plus de cinq ans. M. Latulippe y allait d'une blague après l'autre au grand plaisir de Mme Lapointe, dont le rire est légendaire.

Lorsque je les ai invités à faire partie de ce projet, ils ont tous les deux accepté avec enthousiasme. En arrivant au parc Lafontaine, j'ai vite constaté que ces deux complices n'avaient pas besoin de mon aide pour créer une ambiance de rire, de comédie et de bonheur. Ils étaient comme des enfants dans leurs bulles. M. Latulippe prenait un malin plaisir à faire le fanfaron dont le seul objectif était de faire rire son amie. Il réussissait à merveille...

Je me suis arrêtée quelques instants pour contempler M. Latulippe et Mme Lapointe, pour m'imprégner de ce bonheur simple mais authentique. Eux, qui ont perdu bien des proches et pour qui le cancer du sein aurait pu signifier une séparation définitive, s'amusaient, ravis, avec des bouquets de ballons roses. Je comprenais que je vivais un moment privilégié, historique même! J'étais témoin de la complicité entre deux légendes de la scène québécoise... Monsieur Latulippe et madame Lapointe, je vous remercie sincèrement pour tous ces fous rires!

L'IMPLICATION DE MME LAPOINTE ENVERS LA CAUSE

Mme Lapointe a appris qu'elle avait un cancer du sein à l'âge de soixante ans, à la suite d'une mammographie de routine. Comme son médecin soupçonnait une masse anormale, il lui fit passer une deuxième mammographie. Le diagnostic tomba la semaine suivante. « J'ai eu peur, me raconta-t-elle. Je voyais ça comme la mort.

Pour me rassurer, j'essayais de me dire que bien d'autres femmes ont eu un cancer du sein avant moi et que la majorité s'en sont sorties. » Heureusement, la masse fut enlevée et, après quelques traitements de radiothérapie, elle recouvra la santé.

Elle fut une des premières femmes connues à parler publiquement du cancer du sein, désirant ainsi livrer un message d'espoir. Elle eut même l'audace de passer une mammographie à la télévision afin de démystifier ce procédé. « Après cette émission, j'ai reçu des commentaires extraordinaires de la part des gens. Le ministère de la Santé m'a par la suite demandé, lorsqu'on a instauré le système de dépistage du cancer du sein par la mammographie, d'être la marraine du programme. Pendant environ six ans, j'ai fait le tour des hôpitaux du Québec afin d'être le témoin vivant qu'on ne meurt pas automatiquement d'un cancer du sein, et que

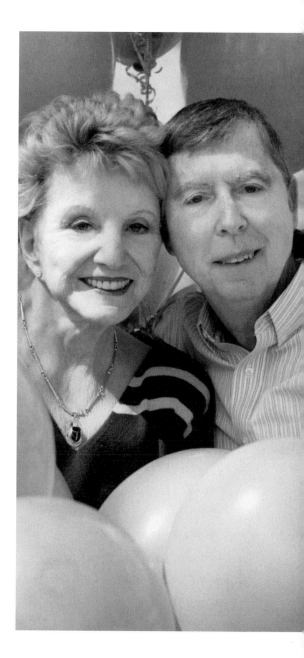

si on le prévient en passant régulièrement une mammographie après l'âge de cinquante ans, on a de meilleures chances de s'en sortir. »

Lorsqu'elle apprit qu'elle avait le cancer du sein, Mme Lapointe était veuve depuis un peu plus d'un an et demi, son conjoint étant lui-même décédé d'un cancer. Elle n'était pourtant pas seule dans sa lutte puisque sa famille tout entière était là pour l'aider dans différentes tâches et surtout pour l'encourager moralement. « Je suis entourée de gens exceptionnels qui m'ont appris à me laisser gâter et à accepter leur aide. Gilles a été très positif pendant cette difficile période. Il venait me visiter et me racontait toutes sortes de choses qui n'avaient rien à voir avec le cancer. Il me faisait des blagues ! C'était de ça que j'avais besoin. De quelqu'un pour me distraire, pour me faire rire. Il est un grand ami qui s'est beaucoup préoccupé de mon état lorsque c'est arrivé. »

Suzanne Lapointe se souvient du plus beau jour de sa vie : « Six mois après la fin de mes traitements, je suis allée passer une mammographie, car mon médecin devait s'assurer que tout était rentré dans l'ordre. J'étais dans ma voiture lorsqu'il m'a appris la bonne nouvelle : "Madame Lapointe, vous êtes parfaite !" J'étais tellement heureuse que j'ai téléphoné à maman, à mes sœurs et à mon frère pour leur dire que j'étais "parfaite" ! Mon frère m'a simplement dit : "Je le savais, ma sœur, que tu étais parfaite !" C'était un moment incroyablement soulageant pour moi... car je veux vivre longtemps ! »

LA MAMMOGRAPHIE

La mammographie est une technique d'imagerie (radiographie) qui utilise les rayons X pour reproduire une image de la structure interne du sein servant au dépistage ou au diagnostic du cancer du sein. Comme la radiographie permet de déceler des excroissances anormales ou des modifications dans les tissus mammaires avant qu'il soit possible de les sentir au toucher, elle est la seule technique efficace et sans danger pour déceler un cancer du sein.

Au Québec, le programme de dépistage systématique du cancer du sein recommande aux femmes de cinquante ans et plus de subir une mammographie tous les deux ans. Une masse anormale ou des antécédents familiaux de cancer du sein précoce permettront à une femme plus jeune d'obtenir une ordonnance de son médecin.

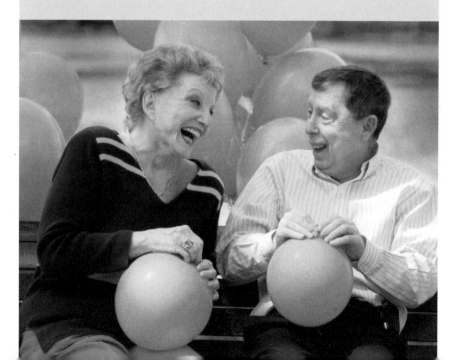

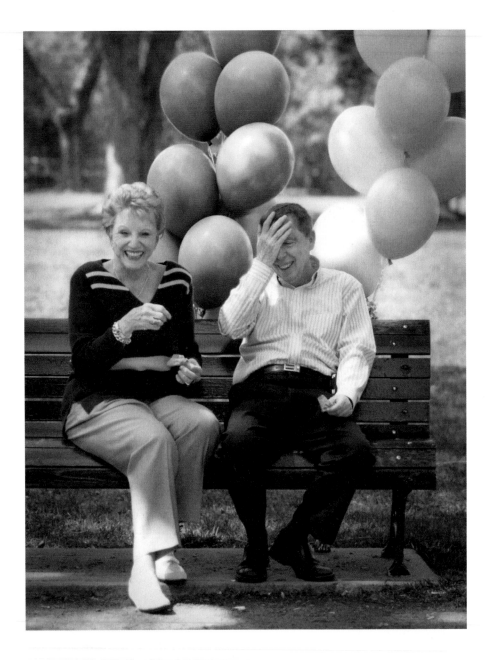

Texte hommage de M. Latulippe

SUZANNE LAPOINTE OU UNE LEÇON DE COURAGE

J'ai eu la chance, que dis-je, le privilège de travailler avec Suzanne pendant des années. Que ce soit au théâtre, à la télévision ou dans d'autres circonstances, j'ai toujours apprécié ces moments inoubliables, que je considérais comme des cadeaux. Pendant plus de quarante ans, Suzanne a ensoleillé ma vie et celle de tous ceux qu'elle a côtoyés par son charme, sa générosité et sa joie de vivre. Toujours prête à aider les autres, toujours de bon conseil, toujours un sourire, quand ce n'est pas un grand fou rire. Elle a toujours été un PLUS dans la vie des gens qui l'ont fréquentée.

Un jour, un drame est entré dans la vie de cette femme qui a pourtant toujours préféré la comédie. Un drame qui portait le nom de cancer. Quand on apprend cette affreuse nouvelle, notre vie bascule instantanément. L'avenir n'est plus le même et on sait qu'on est impliqué dans un combat, que notre vie en dépend. Personne n'est prêt pour cela. Les gens qui vous aiment ne sont pas prêts non plus. Votre vie est bouleversée et celle de vos proches aussi.

Se laisser aller ou se battre ? Suzanne a choisi de se battre. Elle s'est entourée de médecins compétents, en qui elle avait confiance (c'est très important), et ses proches l'ont assurée de leur amour et de leur sollicitude. Suzanne a livré le combat et Suzanne a gagné ! Depuis, Suzanne s'est dévouée pour la cause. Pendant plusieurs années, elle a fait des conférences et a participé à de nombreux événements qui viennent en aide aux femmes atteintes du cancer du sein. Elle a donné son temps sans compter, pour soutenir celles qui vont vivre ce qu'elle a vécu avec courage.

Quand tout va bien, quand il fait beau, quand on fait un travail que l'on aime, que l'on est entouré de gens qui nous apprécient, quand on a la santé, il est facile d'être agréable et de bonne compagnie. Mais c'est dans l'épreuve que l'on voit la véritable nature de quelqu'un. Même dans l'adversité, Suzanne n'a pas changé. C'est la Suzanne que j'ai connue il y a quarante ans, elle est restée la même pour notre plus grande joie et notre plus grand bonheur.

Merci Suzanne !

Gilles Latulippe

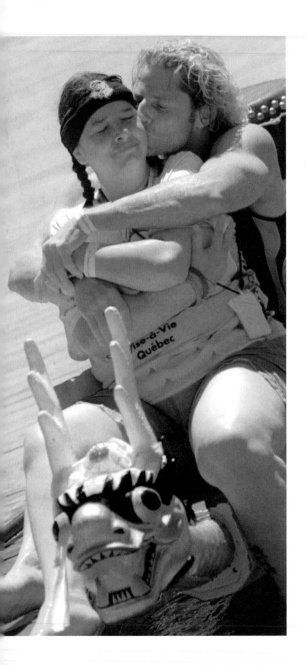

Jean-Marie Lapointe et Danielle Chartrand

UNE AMIE...

Ils se connaissent depuis plus de cinq ans par l'entremise de la maison de transition L'Éclaircie, qui vient en aide aux personnes de Québec ayant des problèmes de comportement alimentaire. Danielle Chartrand y travaille en tant qu'intervenante et Jean-Marie en est le porte-parole. Danielle est si précieuse pour lui que l'invitation à lui rendre hommage était un cadeau qu'il s'est empressé d'accepter. « Rendre hommage à une personne vivante, qui a eu un cancer et qui donne un sens à sa vie, c'est merveilleux. Danielle est habituée à prendre soin des autres. Lui rendre hommage, c'est comme prendre soin d'elle d'une certaine façon. » Dès qu'ils sont en présence l'un de l'autre, on sent leur complicité. De leurs regards se dégagent une affection profonde, un grand respect et une amitié sincère qui n'appartient qu'à eux.

« On a eu l'occasion de passer du temps de qualité ensemble, ce qui m'a permis de voir son côté encore plus vulnérable, plus ouvert. Elle est effervescente, pétillante. Elle est une femme sage, douce, belle, sereine. Je me trouve privilégié de découvrir ce côté-là d'elle, car on voit souvent des gens dévastés après avoir subi ce genre d'épreuve. » Cet homme devenu plus sensible à la souffrance d'autrui, entre autres parce qu'il a perdu sa propre mère, marqua une pause, maîtrisa l'émotion qui le gagnait et poursuivit : « Danielle est profondément bonne et belle à l'intérieur. Elle a donné un sens à sa vie, bien que marquée à cause de sa souffrance, de ses deuils, et est devenue encore plus lumineuse. »

Danielle tenait à spécifier qu'elle n'est pas un cancer, mais plutôt une personne qui a eu un cancer, ce tremplin qui a transformé sa vie de femme et ses perceptions de la vie. Nous avons échangé des souvenirs, des aspirations, des rêves ; nous avons ri et pleuré aussi. Une rencontre qui allait changer ma vie.

| MOT À BANNIR :

La peur. Le contraire de l'amour, c'est la peur.
Alors, lorsqu'on enlève la peur, il ne reste que l'amour.

| PHRASE MOTIVATRICE :

« **Ne laisse jamais quelqu'un venir à toi sans qu'il ne reparte meilleur et plus heureux.** » – **Mère Teresa**

LE CANCER DU SEIN

Notre organisme est constitué de cellules qui contiennent des gènes gérant leur fonctionnement et leur développement. Lorsque les gènes sont normaux et intacts, le corps est en santé. Par contre, lorsqu'il y a développement anormal des cellules, elles peuvent se multiplier et former une masse aussi appelée tumeur. Ces cellules sont les clones d'une cellule initiatrice du cancer, qui a la faculté de se diviser indéfiniment. Une tumeur maligne veut dire qu'elle est cancéreuse, à l'opposé d'une tumeur bénigne. Les cellules à l'origine d'un cancer peuvent se propager ailleurs dans le corps. On les appelle alors des métastases.

Le cancer du sein se forme dans le tissu mammaire, c'est-à-dire dans les cellules du sein. La femme et l'homme ont chacun des seins, mais comme la femme possède plus de tissu mammaire, elle est beaucoup plus à risque. En effet, une femme sur neuf développera un cancer du sein au cours de sa vie. Au Canada, moins de 1 % de tous les cas de cancer du sein affectent des hommes. (Source : **www.cancer.ca**)

Chaque sein est constitué de glandes mammaires qui produisent le lait (lobules) et de tubes (canaux galactophores) qui sont entourés et protégés par le tissu adipeux (graisse) et le tissu conjonctif. Le cancer est généralement détecté par la mammographie, mais l'échographie et la biopsie contribuent aussi à confirmer son existence et son niveau de développement.

La tumeur peut se développer n'importe où dans le sein, et dès qu'elle est découverte, d'autres tests sont souvent nécessaires afin de savoir si le cancer s'est propagé ailleurs dans le corps. Chaque patiente est alors soumise à un traitement personnalisé basé sur le stade et le grade de son cancer.

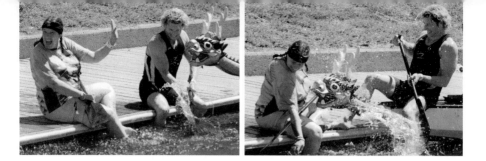

Lettre hommage de M. Jean-Marie Lapointe

Ma chum Danielle (Denden est son surnom), c'est mon amie, ma mère, ma blonde d'une autre vie. C'est mon amie bouddhiste, ma sœur dans le dharma. Ma collègue de L'Éclaircie, une intervenante en or d'une organisation qui brille beaucoup grâce à elle. Avec Danielle, le bouton ou le contact entre nos cœurs est toujours à ON... y a pas d'atténuateur entre elle et moi.

C'est aussi une athlète de bateau-dragon... une autre de nos communes passions. La principale, c'est la vie. Pour l'avoir presque perdue, elle l'est encore plus pour elle... et à son contact, Danielle nous contamine de son énergie de vivre et d'aimer. Avec Danielle, jamais de silence... sauf pour méditer... ou pour pleurer... comme ce fut le cas aujourd'hui, pendant la cérémonie des fleurs durant le Festival de bateaux-dragons de Montréal. Cérémonie qui rend hommage aux femmes décédées du cancer du sein. Tous les deux, et ce, dès notre première rencontre, on parle sans arrêt... on danse avec les mots et on se partage nos maux... et ceux des autres.

La compassion est une de ses très grandes qualités du cœur... elle est devenue en fait sa vocation... l'est devenue ou l'a toujours été ? Riches sont les gens touchés et aidés par Danielle... De la noirceur où les déshérités se cachent, la lumière de Danielle les éclaire et les enveloppe d'une douceur et d'une bienveillance peu communes. Son cœur de petite fille est toujours présent... un rien l'allume... ou la blesse. Mais sa grande sagesse et son immense compassion prennent toujours soin de la petite Denden. Ce qui me remplit, c'est de croire que, quoi qu'il arrive, notre relation est éternelle. Merci, douce et généreuse Denden.

Ma chum, mon amie, ma mère, ma blonde d'une autre vie, je t'aime.

Jean-Marie

Lettre d'une combattante

L'ANNONCE

C'était à l'été 2002, mais cela aurait pu être en automne ou en hiver. J'avais quarante-six ans, mais j'aurais pu en avoir trente-trois ou cinquante-quatre. J'habitais Montréal, mais j'aurais pu habiter Québec, La Tuque ou Lac-Etchemin. La saison, l'âge ou le lieu de résidence importent peu quand la nouvelle du CANCER nous tombe dessus, altérant ainsi notre perception de la vie, de notre vie.

Tout à coup, je suis devenue fragile comme un nouveau-né, perdue comme un faon sans sa mère. Mes repères s'effondraient et j'avais l'impression d'entrer dans une zone inconnue et hostile où je devais me battre pour survivre.

LE DOULOUREUX SOUVENIR

... La peur monte en moi telle la lave qui veut jaillir du volcan fumant – ma mère en est décédée à quarante-neuf ans, il ne me reste que trois ans à vivre, je vais y passer moi aussi. On me rassure, on m'explique, j'oublie, je n'entends que l'écho de ma peur.

Quand j'annonce à mon père que j'ai un cancer du sein, il me voit comme ma mère décédée et je perçois dans ses yeux la condamnation à mort... Non... Je veux survivre, mais j'ai tellement peur.

Je rends les gens mal à l'aise. « Ça va bien aller, inquiète-toi pas ! » Phrase prononcée par tous, pour dire quelque chose de rassurant... mais en ce moment, j'ai surtout besoin de ta compassion, de ton accueil, de ton amour. J'ai si peur... Aide-moi à sortir de ce cauchemar... Je sais que toi aussi tu t'en fais pour moi, mais je ne peux te secourir quand je coule moi-même. Je n'ai qu'une pensée omniprésente : « Cancer. » Quel mot terrifiant ! Cette maladie dont les symptômes et les soins ont des noms barbares : tumeur maligne, carcinome, mastectomie, chimiothérapie... Je m'enfonce de plus en plus dans la panique. Je ne sais pas comment vivre cette épreuve.

L'ATTENTE

Je dois attendre avant de recevoir des soins, ce sont les vacances d'été. Huit semaines interminables... Comme certaines plantes, la nuit venue, je me recroqueville sur moi-même, je fais semblant que je tiens le coup, mais... je ne berne personne, même pas moi. Ce qui me ramène à la vie par moments, c'est le nouveau-né de ma fille. Cette merveilleuse enfant que je colle sur mon sein malade, partageant ce bref instant durant lequel le spectre de la mort s'incline devant la force de la vie.

Une crise de larmes chez l'oncologue m'ouvre la porte à un soutien professionnel. Je rencontre un travailleur social et un onco-psychiatre, ouf! Enfin, je peux m'exprimer sans crainte de t'alarmer... Alors, je parle de cette mort qui me hante, j'ai besoin de l'apprivoiser, de la reconnaître afin de pouvoir l'accueillir le temps venu... Et ce temps n'était pas encore venu. En parlant, en choisissant ce qui m'était possible de choisir, je reprenais peu à peu le contrôle de ma vie, je n'étais plus victime de la maladie, mais responsable de mon mieux-être.

LES RESSOURCES

Aujourd'hui, je sais que la Fondation du cancer du sein du Québec, avec son programme Sérénité, l'organisme Ompacet Ocpac ainsi que la Fondation canadienne du cancer du sein sont là et n'attendent qu'une seule parole pour offrir leurs services. Je sais aussi que l'on peut traverser cette épreuve terrifiante avec de l'aide, de l'information appropriée, de l'ouverture et de la compassion. Nous pouvons devenir acteur de notre mieux-être pour sortir grandis de cette difficile expérience.

Merci à mes proches.

Danielle Chartrand, juillet 2007

Patrick Hivon
et Geneviève Dallaire

UNE PORTE-PAROLE

Patrick et Geneviève ne s'étaient jamais rencontrés avant ce projet. Ils se connaissaient par voie médiatique, l'un étant comédien, et l'autre prêtant son visage d'ange à la campagne des vins Vincor du Québec.

Pourtant, en cette magnifique journée d'été, Patrick s'attendait à rencontrer une personne très amaigrie, un peu amère et même cynique. Avec une histoire peu banale, elle en aurait bien eu le droit. Il ne se doutait pas que Geneviève, malgré sa relation difficile avec le cancer du sein, s'avérerait une fille drôle et très positive. Dans les yeux bleus de Geneviève, il allait apercevoir sa passion pour la vie. De cette journée, il retiendrait que la combativité vient avec le combat, et que de surmonter une lutte pareille nous apprend à vivre. Elle l'en avait convaincu.

UN CANCER GÉNÉTIQUE

Des grands-mères, Geneviève Dallaire n'en a pas eu. Toutes deux furent emportées par le cancer. Mais c'est à l'âge de huit ans que Geneviève vécut son premier face-à-face avec cette maladie, lors des séjours de la sœur de sa mère, qui venait se reposer auprès de sa famille après chacun de ses traitements de chimiothérapie.

Geneviève n'était âgée que de douze ans quand ce fut au tour de sa mère d'être aux prises avec un cancer du sein. Alors que sa sœur n'a que quelques mois, leur mère subit une mastectomie du sein gauche. Malgré l'intervention, huit mois plus tard, le cancer atteint la moelle épinière. C'est le 9 juin 1991 que sa mère rend les armes.

Geneviève a grandi en sachant que l'hérédité ne jouait pas en sa faveur et que, si on lui diagnostiquait un cancer, la guérison ne serait pas garantie. En guise de prévention, elle intégra l'auto-examen des seins à son hygiène de vie, ce qui lui permit de détecter sur son sein gauche une bosse douloureuse et spongieuse. Après une échographie, une ponction à l'aiguille et de nombreux examens, on lui confirma qu'elle était atteinte d'une forme de cancer plutôt agressive. À peine quelques semaines plus tard, elle subit le premier d'une série de six traitements de chimiothérapie. Elle était alors âgée de vingt-six ans et sa propre fille n'avait que six ans. Geneviève choisit de se battre. Pour sa fille. Pour elle-même. Pour toutes les femmes!

Entre la chimiothérapie et sa première chirurgie, Geneviève se soumit à un dépistage génétique. Comme tous s'y attendaient, une mutation du gène BRCA1 (de l'anglais *Breast Cancer*, c'est-à-dire cancer du sein) fut identifiée. Ce gène, à l'état normal, intervient dans la réparation de l'ADN. Toutefois, des changements dans la structure du gène viennent entraver cette fonction, ce qui provoque la croissance de tumeurs cancéreuses. Quand une femme présente une telle mutation, les statistiques démontrent qu'elle présente jusqu'à 80 % plus de risques d'être atteinte par un premier cancer du sein. Dans le cas de Geneviève, cette étape était déjà franchie.

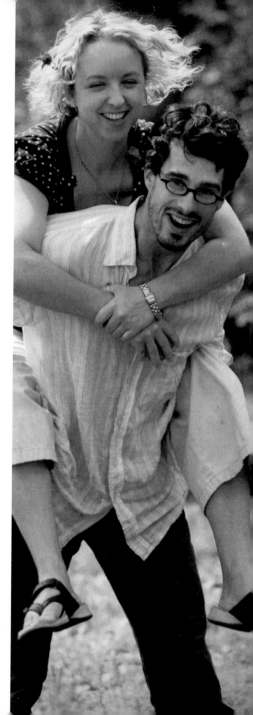

Mais cette mutation semble aussi indiquer que les femmes qui la présentent sont plus à risque d'avoir un second cancer. Et ce n'est pas tout, les généticiens repérèrent également chez Geneviève une anomalie sur le gène BRCA2. Ces données suffirent à convaincre la jeune mère de mettre toutes les chances de son côté. En octobre 2005, elle subit une mastectomie bilatérale avec reconstruction.

Quatre années se sont écoulées depuis que Geneviève a découvert l'intrus qui menaçait sa vie. Pourtant, la jeune femme ne considère pas en avoir terminé avec ce fléau. Tant que des mères, des filles, des sœurs, des tantes, des amies en mourront, la bataille se poursuivra. Elle la mène aujourd'hui par le biais d'une implication soutenue auprès de la Fondation du cancer du sein du Québec. Et demain, tout est possible. Même une vie sans cancer du sein!

Texte hommage de M. Patrick Hivon

GENEVIÈVE, LA FORCE TRANQUILLE

Lorsque nous nous sommes donné rendez-vous, j'appréhendais un malaise terrible vis-à-vis de cette jeune femme si fragile qui avait vu la mort de si près. J'étais nerveux à l'idée de poser trop de questions indiscrètes, de faire des blagues déplacées pour détendre l'atmosphère...

En arrivant devant le musée Pointe-à-Callière, je ne remarque personne sur la place de pierre, à part peut-être une jeune femme assise sur les marches massives du bâtiment, des piétons, des touristes, un caniche royal promenant son maître... Rien d'anormal, aucun signe de convalescence ou de chimio, vraiment rien. Je suis donc le premier arrivé. Je n'ai pas apporté de lecture parce que je veux regarder autour et prendre conscience de la chance que j'ai d'être vivant, en santé, tout en maintenant croisés mes doigts, mes orteils, mes jambes, mes bras, afin que cette bonne étoile accepte de poindre au-dessus de ma tête pour toujours...

J'ai l'air fou, sans aucun doute. La jeune femme me fixe très sérieusement du regard. Je lui souris. Elle demeure impassible, bien ancrée sur sa roche bien qu'elle soit menue. Elle ne peut pas comprendre. Elle semble ne pas connaître la peur. Est-elle consciente de la chance qu'elle a d'être ici, elle aussi, bien en vie? Probablement pas. Elle est trop absorbée par son quotidien, sa petite routine. À sa place, Geneviève me sourirait franchement, sans hésitation. À cette même place, Geneviève ne me jugerait pas d'être tout entrecroisé sur ma marche de pierre massive, car elle sait ce qu'est la vie et que rien n'est ridicule, tout est signifiant, important...

Nancy se pointe, tout sourire. À ma hauteur, elle me dit: «Excusez mon retard...» «Tu peux me tutoyer, Nancy!...» Nancy pouffe de rire et enchaîne: «Vous avez fait connaissance?» Et la jeune femme, toute menue, forte et bien ancrée sur sa marche en pierre massive de répondre: «J'attends juste qu'il se dénoue!»

Le récit de cette première rencontre est en partie allégorique, j'en conviens. Mais il explique comment j'ai pris conscience du fait que le cancer du sein frappe aléatoirement et sans discrimination, que ses victimes n'arborent aucun signe visible, qu'elles sont parfois des femmes de notre entourage immédiat. Appuyons les femmes comme Geneviève et, surtout, aimons-les.

Patrick

| MOT À BANNIR:

Égocentrisme. Ce mot, dans le cas présent, ne sert ni à la malade ni à son entourage. Ces deux parties doivent se souder et s'ouvrir au monde.

Étienne Drapeau
et Louise Boulet

UNE AMIE

Je me souviens encore de la toute première conversation avec Louise. Je me rappelle mon état de choc lorsqu'elle m'a appris qu'elle se battait avec un cancer du sein depuis sept ans à l'époque. Le cancer ne la quitte pratiquement jamais, il lui laisse parfois quelques mois de répit, puis réapparaît un peu plus agressivement, un peu plus sournoisement. Elle m'a dit, d'un ton aussi détaché que celui que l'on prend pour annoncer qu'il n'y a plus de lait dans le réfrigérateur : « Mon cancer est traitable, mais incurable. » À ce stade de mes recherches, j'ignorais toujours ce qu'elle endurait, mais il était clair que sa vie pouvait basculer à tout moment. J'avais très peur pour elle.

Pourtant, elle rayonne. Malgré tout, elle rit et garde espoir. Et surtout, elle ne sombre pas dans le désespoir, mais s'accroche à la vie qui menace sans cesse de la rejeter. Étienne Drapeau était celui chez qui je percevais une sensibilité capable d'être touchée par l'histoire de Louise. Les textes de ses chansons racontent d'ailleurs si parfaitement ses états d'âme que nous pouvons très bien nous reconnaître dans ceux-ci.

Cette expérience lui a confirmé certaines convictions. « L'amour que je porte à la vie et aux gens n'est pas fait de compromis ni de pitié. J'aime la vie comme elle se présente à moi et il en est de même pour les gens. J'ai passé un moment très agréable avec Louise au cours duquel le "cancer" m'a semblé absent. Depuis, le processus d'introspection se poursuit. L'apprentissage en soi n'est-il pas le chemin de toute une vie ? »

En nous rendant sur le mont Royal, il pleuvait si fort que nous étions persuadés, Étienne et moi, de devoir annuler nos plans de séance photo. Invraisemblablement, dès que nous avons rejoint Louise qui nous attendait patiemment, le soleil s'est pointé le nez, exactement comme la lumière qu'elle a apportée dans nos existences. À ce rayonnement,

Étienne ajouta: «Je suis de ceux qui croient fermement que rien n'arrive pour rien et que, malgré les embûches que la vie met parfois sur notre parcours, il faut croire en elle et lui faire confiance. Elle nous offre souvent le meilleur pour la suite...»

HUIT ANS DE COMBAT, EN BREF... PAR ELLE-MÊME

L'année 2000 a certainement été un tournant dans ma vie. Tout a basculé à la suite d'une hystérectomie précancéreuse (retrait chirurgical de l'utérus). Six mois plus tard, on m'annonce un cancer au sein droit. J'ai subi ma première mastectomie partielle. Seize mois plus tard, une autre mastectomie partielle est nécessaire. Après trois mastectomies partielles, suivies d'une curiethérapie, je dus finalement subir, début 2005, une mastectomie radicale. L'année 2005 tirant à sa fin, on m'annonce que je suis rendue à un stade IV (incurable mais traitable). Pendant toutes ces années, la peur et le stress me poursuivaient toujours. Par contre, la mort ne m'avait jamais effleuré l'esprit jusqu'au jour (fin 2006) où j'appris que le cancer s'était propagé au foie.

Il y a quelque temps, je me suis jointe à l'équipe de Côte-à-côte – Two Abreast, un groupe de femmes survivantes du cancer du sein qui pagaient et font des compétitions dans différentes villes du Québec, de l'Ontario et aussi à l'étranger. Le bateau-dragon m'a apporté une énergie que je pensais avoir perdue après toutes ces tempêtes. J'ai compris qu'il était toujours possible de gagner la bataille.

Quand je revois ma vie depuis l'année 2000, je m'aperçois que j'ai pu apprendre, à travers ces épreuves, qu'il faut prendre le temps de vivre une journée à la fois même si ce n'est pas toujours facile. Aujourd'hui, j'essaie de vivre ma vie avec sérénité et de ne plus me laisser bouleverser par la maladie.

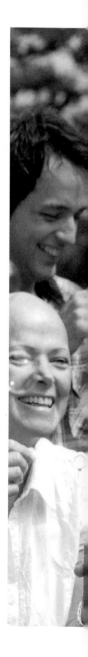

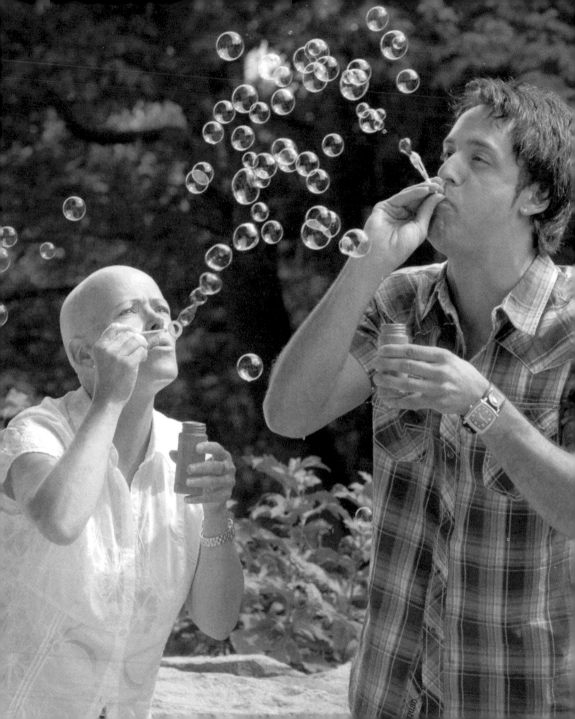

Lettre hommage de M. Étienne Drapeau

Chère Louise,

En allant à ta rencontre, j'avais le cœur un peu troublé… Nous allions, toi et moi, collaborer à ce merveilleux projet visant à amasser des fonds pour la recherche sur le cancer du sein, alors que je te savais durement atteinte par cette maladie. Des images se bousculaient dans ma tête… Je me faisais des scénarios. Je me préparais à rencontrer une femme malade, triste, envahie par la détresse, voire anéantie par la lutte acharnée qu'elle livre depuis sept ans contre cet insidieux cancer. Mais elle n'était pas au rendez-vous. J'ai plutôt vu une femme resplendissante, un sourire radieux, un « soleil » magnifique. C'était toi, fin prête à célébrer le moment présent, prête à te livrer à des instants de douce folie… en soufflant avec moi des bulles de savon !

Ces bulles fragiles qui voguent au gré du temps, au gré du vent, ces bulles que l'on rattrape délicatement sur le bout du bâton, le temps d'admirer les fragiles couleurs de l'arc-en-ciel qu'elles nous offrent… Notre excitation et nos rires en ont fait éclater plus d'une, mais nos cœurs d'enfants nous amenaient à recommencer encore et encore. Ces moments avec toi, chère Louise, ont été magiques : une véritable célébration de la vie ! J'étais « énergisé » !

Sur le chemin du retour, j'avais encore le cœur troublé. En ta présence, j'avais tout oublié du pourquoi de notre rencontre. Puis, il m'est revenu à la mémoire tout ce courage et toute cette volonté que tu déploies pour vaincre le cancer. J'imaginais alors ces inévitables moments où parfois l'espoir et le désespoir se confondent. Je te voyais, dans les périodes les plus difficiles, rattraper la vie et t'y accrocher fermement, bien déterminée à remporter la victoire. Je te voyais aller chercher au-dedans de toi des forces jusqu'alors insoupçonnées et j'ai vu ce qu'était une battante, une vraie !

Je constatais soudainement que j'avais eu le privilège de rencontrer une femme merveilleuse, et qu'avec elle j'avais, pendant un trop bref moment, vraiment profité de l'essentiel.

Merci Louise.

Étienne

LES STADES ET LES GRADES DU CANCER DU SEIN*

Une fois que le diagnostic de cancer a été confirmé, il reste à déterminer le stade et le grade du cancer afin de connaître les régions atteintes ainsi que l'apparence et le comportement des cellules malignes.

Stade 0
Il s'agit d'un cancer «in situ» et il en existe deux types.
- Le carcinome canalaire in situ (CCIS) = cellules anormales localisées dans la membrane d'un canal galactophore qui n'ont pas migré à l'extérieur.
- Le carcinome lobulaire in situ (CLIS) = cellules anormales localisées dans la membrane d'un lobule.
  Si ce type de cancer est diagnostiqué avant d'avoir envahi les tissus avoisinants, les cellules cancéreuses ne risquent pas de se propager une fois qu'elles ont été enlevées.

Stade I
- La tumeur mesure deux centimètres ou moins et le cancer ne s'est pas propagé à l'extérieur du sein.

Stade II
- La tumeur mesure de deux à cinq centimètres, ou le cancer s'est propagé aux ganglions lymphatiques voisins, ou les deux.

Stade III
- Le cancer s'est propagé aux ganglions lymphatiques et possiblement aux tissus voisins, comme le muscle ou la peau.

Stade IV
Le cancer s'est propagé à d'autres parties du corps.

Le grade du cancer est établi à partir de l'examen au microscope de l'échantillon prélevé lors de la biopsie. On analyse alors l'apparence et le comportement des cellules cancéreuses par rapport à des cellules normales afin d'avoir une idée du développement futur de la tumeur.

Grade 1
- Grade bas. La croissance des cellules est lente et les risques de propagation moins élevés.

Grade 2
- Grade modéré.

Grade 3
- Grade élevé. La croissance est rapide et les risques de propagation plus élevés.

* Pour obtenir les informations complètes sur les stades IIA et B, IIIA, B, C, etc., consultez le tableau détaillé des stades du cancer selon la stadification de l'UICCA/AJCC-Cancer du sein au **www.cancer.ca**.

Sylvain Marcel
et Danielle Éthier

UNE FAN

Avant de procéder à la séance photo, Sylvain Marcel, Danielle Éthier et moi étions confortablement installés au salon de notre hôte, entourés de ses deux chiens. Sylvain avouait ne rien connaître du cancer du sein. Pourtant, sa vision de la place d'un homme dans la vie d'une femme atteinte me paraît fort sensée… « J'ai eu une blonde qui venait constamment me demander mon avis sur ce qu'elle devait porter lorsque nous avions à sortir. Je lui disais qu'elle était magnifique, mais elle retournait se changer malgré mes paroles approbatrices. Elle pouvait recommencer plusieurs fois, faisant fi de mon opinion ou de mes commentaires… Dans la lutte contre le cancer du sein, c'est un peu comme cet exemple ridicule. Les hommes ont la place que les femmes veulent bien leur donner. On est probablement plus perdu que la personne atteinte. » Ce que Sylvain mettait en lumière est la capacité des femmes à laisser une place aux hommes, si petite soit-elle. Les hommes ont surtout besoin d'être guidés dans les attentes des femmes. Sylvain poursuivit en disant : « L'homme doit assumer son impuissance et aussi assumer le fait qu'il ne puisse prendre la souffrance de sa conjointe, de sa mère ou de son amie. Maintenant, les gars, on sait qu'elles ont souvent juste besoin qu'on soit là, juste à côté, pour les soutenir dans leurs combats. C'est le combat de la personne qui souffre et notre rôle est de le comprendre. »

LA TERRIBLE NOUVELLE

C'est en 1998 que Danielle Éthier reçut son diagnostic de cancer du sein, à la suite de l'apparition d'une masse à son sein droit. Curieusement, trois ans auparavant, elle avait passé une mammographie, inquiétée par une douleur à ce même sein, dans lequel il n'y avait finalement rien de suspect. Du côté du sein gauche, par contre, on avait aperçu une légère calcification susceptible de se transformer en un cancer dans de nombreuses années. Rien donc ne laissait présager le pire.

Pour un meilleur suivi, son médecin de famille la référa à un chirurgien, qui pratiqua une biopsie. La mauvaise nouvelle, elle l'apprit à son travail, par téléphone… « Je n'en tiens pas rigueur au chirurgien de me l'avoir annoncée aussi froidement, dit-elle. Au moins, je connaissais la vérité. Ne pas savoir est tellement énervant… Quand tu le sais, tu peux passer à l'attaque. » Avant de se faire opérer pour l'ablation de la masse cancéreuse, Danielle ignorait si on allait lui enlever une petite partie de son sein malade ou s'il disparaîtrait en entier. Comme les cellules cancéreuses étaient plus répandues que prévu, Danielle s'est réveillée avec une part de sa féminité en moins. La mammectomie s'était imposée pendant l'opération.

Bien qu'elle ait choisi de porter une prothèse au lieu de procéder à la reconstruction de son sein, cette décision était pour elle la meilleure. Bien sûr, elle eut droit aux traitements de chimiothérapie et de radiothérapie, mais les effets secondaires furent à peu près inexistants, lui laissant même ses cheveux. Oui, elle a eu peur de la mort. Le mot « cancer » lui disait que c'était ce qui allait arriver. Ce fut certes un événement qui l'a saisie, mais ce fut un cadeau de la vie qui lui a fait apprécier l'essentiel. Elle est maintenant remplie du bonheur de simplement exister, savourant chaque jour des instants de béatitude, tellement elle est reconnaissante envers la vie.

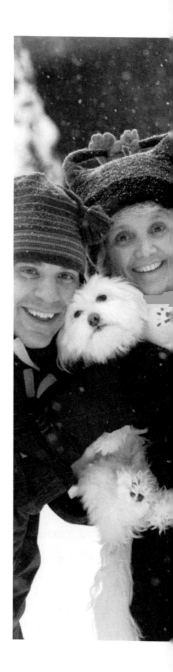

LA BIOPSIE

La biopsie est normalement prescrite à la suite d'une mammographie et d'une échographie lorsque le diagnostic est incertain. Cette technique consiste à prélever une partie de la tumeur, la plupart du temps à l'aide d'une aiguille, afin d'en analyser le contenu et de découvrir la présence ou non de cellules cancéreuses. C'est après cette ponction que le type de cancer est établi, ce qui permet au médecin d'administrer les traitements appropriés.

Dans le cas de Danielle, la biopsie était nécessaire pendant l'opération afin de connaître l'étendue des cellules cancéreuses présentes dans son sein. Pendant l'intervention, le chirurgien enlève les tissus cancéreux qui sont immédiatement analysés au microscope. Il doit continuer d'enlever le plus de tissus possible, tant et aussi longtemps que des cellules cancéreuses sont présentes dans le sein, ce qui veut parfois dire faire l'ablation complète du sein.

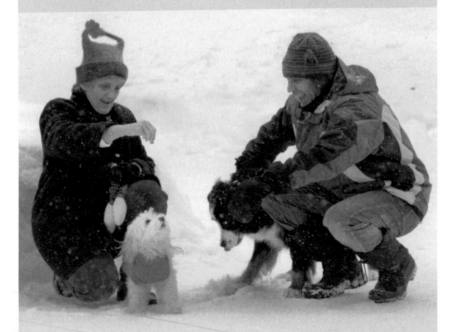

Lettre hommage de M. Sylvain Marcel

Danielle,

En marchant sur ton terrain, longeant la rivière, entre les boisés et tes chiens, je comprends qu'ici, pour toi, le temps s'apprécie à sa juste valeur. À cause de l'eau (un jour, j'aurai mon voilier!), de la beauté générale de l'endroit et beaucoup à cause de ta présence, je me sens bien et j'apprends à te connaître.

Pour toi, rien ne presse. Tu sembles me dire: «Doucement, p'tit gars! Qu'est-ce qui te pousse tant? La terre a quatre milliards d'années. Que l'on prenne quatre minutes, quatre heures ou quatre cents ans, elle n'en a rien à cirer, Dame Nature!»

Je n'ai que plus de respect pour toi.

Quelle n'est pas ma surprise quand j'apprends que nous avons un point, une passion en commun. Moi, comédien, et toi, prof de théâtre au secondaire! Hourra! Il ne m'en faut pas plus. Je parle, je dis tout, absolument tout! Et toi, patiente, souriante, tu m'écoutes.

Et moi qui parle, qui parle... Trop, sûrement. Je me sens un peu con. Je la ferme.

Et puis je décide de regarder devant.

En marchant sur ton terrain, longeant la rivière, entre les boisés et tes chiens, je comprends qu'ici tu savoures la vie, tu panses tes blessures. Je comprends aussi que les mots «cancer du sein» sont maintenant du domaine des peurs apprivoisées.

Je décide de profiter de ce court instant, ce rare privilège d'être avec une personne passionnée, pleine de vie et qui surtout l'apprécie, cette vie, à sa juste valeur, pleine et entière.

Tu es là, devant moi.

Merci Danielle!

Sylvain

Parole aux survivantes du cancer du sein

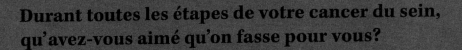

Durant toutes les étapes de votre cancer du sein, qu'avez-vous aimé qu'on fasse pour vous?

« Une collègue de travail venait une fois par semaine marcher avec moi. Elle écoutait mes peurs et mes angoisses. Maintenant, elle est une amie. »

« Heureusement que j'avais mes amis. Ils m'ont manifesté de la compassion et m'ont encouragée à lutter pour ma vie. Je savais que je comptais pour eux et ça me faisait du bien. »

« J'ai adoré la façon ultra-positive et digne avec laquelle ma meilleure amie m'a accompagnée à toutes mes chimios. »

« J'ai aimé avoir mes filles à mes côtés. »

« J'ai apprécié les gens qui ne cherchaient pas à dire quelque chose. Un silence compatissant vaut beaucoup plus qu'une phrase maladroite ou vide de sens. »

« J'ai aimé les gens qui restaient eux-mêmes en ma présence. Qui ne se transformaient pas en super-héros ou en machine à tout faire. »

« J'ai aimé les petites pensées. Ainsi ma tante m'achetait toujours des raisins frais. Même si les médecins recommandaient du pain ou du bouillon le premier jour suivant les traitements, la seule chose qui diminuait mes nausées, c'étaient les raisins. Ma tante y pensait. »

« J'ai bien aimé quand le médecin m'a dit que j'avais le droit de m'inquiéter mais… pas trop. Je sentais qu'il comprenait ma détresse. (Je n'étais pas sa première patiente!) »

« J'appréciais plus la présence que la parole. Me sentir entourée me suffisait. Il y a des copines que j'avais perdues de vue qui se sont empressées de reprendre contact avec moi. Ça a été de très belles retrouvailles. »

« Après l'opération, ouvrir l'œil et voir mon père et ma mère, juste là, à me regarder, c'était suffisant. De sentir autant d'amour autour de moi me faisait du bien. »

« Il était important que la vie continue, que les gens continuent à se comporter avec moi comme avant sans me traiter en victime. Qu'on continue à rire et à s'amuser et non sombrer dans la déprime. J'ai aimé savoir que la vie pouvait continuer même avec un cancer. »

« Durant mes traitements, j'ai poursuivi mes cours à l'université. Je n'ai jamais perdu confiance. Mes deux enfants, mon conjoint, ma famille et ma belle-famille et toutes mes amies étaient avec moi! Ils m'ont tous soutenue et cette solidarité m'a donné des ailes. Jamais de pitié. Je leur dois beaucoup! »

« Pendant une séance de chimiothérapie, mes proches sont arrivés, la tête rasée! J'ai tant reçu d'amour et de soutien! »

« De sa propre initiative, ma meilleure amie m'accompagnait à mes traitements de radiothérapie. Je partais de Sainte-Julie, et elle, de Saint-Jérôme, et on se rejoignait à Montréal. Ça me faisait énormément de bien. »

« J'aime lorsque les gens se servent de moi comme exemple pour encourager d'autres femmes malades. Ça me fait du bien de savoir que mon histoire donne espoir. »

Parole aux survivantes du cancer du sein

Durant toutes les étapes de votre cancer du sein, qu'avez-vous le moins aimé ?

« Qu'on me traite comme une victime en me disant : Pauvre toi, lâche pas, tu vas t'en sortir. »

« J'étais triste de sentir certaines personnes mal à l'aise. Un peu comme au salon funéraire quand on ne sait pas trop quoi dire aux survivants… Mais heureusement, j'étais toujours vivante et mon attitude les rassurait. »

« J'ai détesté que ma famille m'ait ignorée. Par contre, je ne leur en veux pas, après toutes ces années… Eux non plus ne savaient pas ce que voulait dire le mot CANCER ! »

« Je n'aimais pas vraiment qu'on me dise que tout irait bien et que je m'en sortirais sans problème. Personne ne peut le prédire, c'est un peu comme mentir. En général, on en connaît plus sur notre maladie que n'importe qui de notre famille ou de nos amis, alors on est bien placées pour savoir que la maladie frappe sans discernement. »

« Ce qui me mettait mal à l'aise, c'étaient les gens qui ne savaient pas trop quoi dire. Ou quand ils apprenaient la nouvelle et commençaient à parler de personnes de leur entourage qui avaient aussi traversé cette épreuve, mais qui en sont mortes… »

« Me faire dire que ce n'était pas grave
que je perde mes cils, alors que
j'étais toute pâle, le regard éteint.
Ce commentaire m'a tout simplement
choquée et achevée littéralement. »

« Les gens qui se sont éloignés parce
qu'ils ne savaient pas quoi dire,
leur attitude fait mal. Les non-dits.
Le silence. Ceux qui banalisent
en disant qu'on n'est pas la seule. »

« Je n'ai pas aimé le sentiment
d'avoir perdu le contrôle de ma vie
et de ma santé. Rien de la part
des autres ne pouvait me blesser
plus que ce sentiment-là. »

« Me faire dire que je suis forte !
On n'est pas assez forte pour avoir
l'air battante à chaque minute
de la journée, et on a parfois
l'impression de trahir les autres
si on montre notre faiblesse. »

Herby Moreau
et Jessy Charles-Pierre

UNE FAN

Herby Moreau s'est présenté à la séance photo le visage rayonnant et le sourire aux lèvres, tel que nous le voyons toujours. Dès que ses yeux ont croisé ceux de Mme Charles-Pierre, il s'est mis en mode « entrevue », désirant connaître le parcours de cette survivante à un cancer du sein. Il était tout ouïe.

H : Le cancer a été dépisté assez tôt, je crois. Par un auto-examen des seins ?

J : C'est un an après ma mammographie qu'un soir, je me suis couchée et en touchant à mon sein, j'ai senti une bosse. J'avais cinquante-huit ans. Mon médecin m'a dit que ça ne devait pas être grave parce que la masse de moins de un centimètre semblait mobile. J'ai quand même insisté pour passer une mammographie puis une échographie. Un cancer a été détecté. Comme c'est le médecin de famille qui doit annoncer la nouvelle, même si je posais des questions, personne ne me répondait. J'ai trouvé ça très difficile.

H : Vous avez eu raison d'écouter votre instinct. J'aime le fait que vous ayez persisté. Et puis, on pense toujours que ça va n'arriver qu'aux autres... Comment les gens autour de vous ont-ils réagi ?

J : Je me souviens qu'à mon travail, personne ne pouvait m'en parler parce que c'était trop, comme si j'étais déjà mourante. Par la réaction des autres, on prend conscience qu'on a un cancer.

H : Ce qui est génial, c'est que l'attitude est une partie de la guérison. Si on est défaitiste, ça va être plus difficile. C'est vous qui aviez un cancer et vous deviez pratiquement consoler les autres ! Et dans toute cette expérience, qu'avez-vous appris sur vous ?

J : Qu'il fallait que je m'occupe de moi. Ce qui est important, c'est de vivre sa vie en

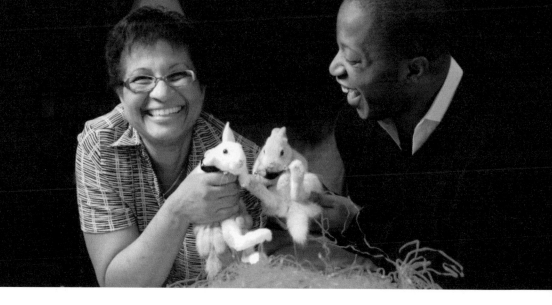

harmonie avec soi-même. Je suis allée consulter un psychologue. Faire une thérapie, c'est affronter les choses qu'on doit affronter et changer les choses qu'on doit changer.

H : Avez-vous trouvé des réponses ?

J : Oui, certainement. (Silence.)

Herby Moreau tenait à participer à ce projet. « Je me suis dit que ça pourrait arriver à ma mère, à la mère de mon fils, à toi… et je suis un homme qui a été élevé entouré de femmes… J'aime la femme, j'aime les femmes ! Je suis un instinctif et je sais que ce projet-là, il va faire beaucoup de bien. »

Selon lui, la place des hommes dans la lutte contre le cancer du sein est simple : « Il faut écouter. Écouter, ça veut dire entendre, et si tu entends vraiment, tu t'intéresses, tu poses des questions ; il ne faut pas avoir peur parce que dans le fond, dans une maladie comme celle-là, c'est pas toi qui souffres le plus. Est-ce qu'on pourrait aider la personne qui souffre à porter sa croix, l'alléger un peu ? Il faut remonter ses manches, car c'est aussi un gros défi pour la personne qui accompagne. C'est pas évident. »

LES TYPES D'INTERVENTIONS CHIRURGICALES

- **Tumorectomie**

  Ce procédé consiste à enlever la tumeur du sein ainsi que le tissu qui l'entoure. Cette opération est habituellement suivie d'un traitement de radiothérapie ciblant le tissu restant du sein. Le sein est conservé.

- **Mastectomie partielle (on dit aussi mammectomie)**

  C'est l'ablation de la tumeur du sein ainsi qu'une grande partie des tissus avoisinants pouvant aller jusqu'à enlever la moitié du sein ainsi que certains ganglions.

- **Mastectomie totale ou simple**

  Cela consiste à enlever le sein complètement. Parfois, on enlève aussi des ganglions axillaires.

- **Mastectomie radicale modifiée**

  C'est l'opération la plus fréquente. Le sein en entier est enlevé, mais les muscles pectoraux sont laissés en place. Afin d'évaluer si le cancer s'est propagé ailleurs, plusieurs ganglions lymphatiques sont également retirés.

- **Mastectomie radicale**

  Cette intervention est réservée au cancer avec propagation aux muscles pectoraux. Le sein au complet, les muscles pectoraux sous-jacents et les ganglions lymphatiques axillaires sont enlevés.

Lettre hommage de M. Herby Moreau

Chère Jessy,

Je dois vous avouer tout d'abord, sans ambages, que ce rendez-vous me rendait quelque peu nerveux. Qu'allais-je bien pouvoir vous exprimer ? Auriez-vous envie de parler de votre maladie, de votre cancer du sein ?

Mais dès que je vous ai vue dans cette pièce, toutes mes craintes se sont envolées. Vous étiez là, magnifique, distinguée. D'origine haïtienne, comme ma mère, vous m'y faisiez d'ailleurs penser. J'étais tout à fait à l'aise, ayant l'impression de vous connaître déjà, depuis longtemps.

J'ai adoré vous écouter. L'heure que nous avons passée ensemble fut pour moi un beau moment et un réel cadeau de votre part. Votre gentillesse, votre ouverture à partager votre épreuve avec son lot de difficultés et ses victoires, m'ont vraiment touché.

Vous m'avez raconté tant de choses, sans censure, avec la simplicité de ceux qui comprennent l'essentiel. Vous m'avez dit combien ce cancer du sein vous avait transformée, dans votre corps et dans votre âme.

Je peux le comprendre. Moi, c'est votre courage qui m'a marqué, votre calme dans la tempête. Comme pour beaucoup de gens, la maladie me fait peur. Et puis, on hésite parfois à parler de nos sentiments. Vous m'avez montré qu'on gagne à s'ouvrir aux autres. Merci.

Herby

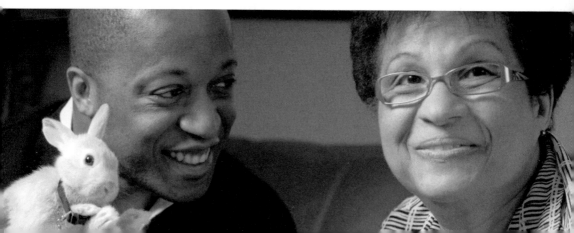

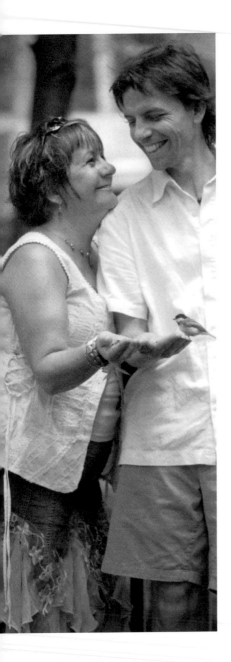

Martin Desgagné
et Denise Desgagné

UNE MÈRE

Martin Desgagné, metteur en scène et comédien, a été informé par téléphone du cancer du sein dont était atteinte sa mère. Elle était à Trois-Rivières, lui, à Montréal. Il avoue être resté stoïque tellement le choc était grand. Le mot « cancer » fait peur. Il l'avait lui aussi associé à la mort qui menaçait de déchirer sa famille. Évidemment, il envisagea le pire.

Le fils vit sa mère sous un autre jour : « J'ai compris qu'elle pouvait être vulnérable, elle aussi. Ma mère a une façon de passer à travers la vie avec le sourire, comme si elle n'avait pas de problème, comme si elle voulait épargner les gens autour d'elle et ne pas les embêter avec les problèmes qu'elle rencontre. Mais cette fois-là, elle était obligée d'en parler, c'était trop grave. Et elle nous a fait comprendre que, même si elle ne se plaint jamais, elle vit des situations incroyables qui l'affectent. Elle a ouvert encore plus ma sensibilité à lire au-delà des apparences. Surtout avec elle. Essayer d'être plus à l'écoute de ce dont elle pourrait avoir besoin avant qu'elle le demande, c'est ce que je m'efforce maintenant de faire. »

QUAND LA MALADIE S'ACHARNE...

Mme Denise Desgagné n'a jamais peur pour elle, mais cette mère serait prête à tout pour protéger ses enfants. Même lorsqu'on lui a appris qu'elle était atteinte d'un cancer du sein, elle n'a pas eu peur. Elle a choisi de se renseigner le plus possible au sujet de cette maladie pour ne plus craindre l'intrus se développant dans son sein droit.

À aucun moment elle ne s'est apitoyée sur son sort, et surtout, elle n'a cessé de mettre en lumière les qualités de ceux et celles qui l'ont entourée tout au long de ce périple sinueux : son mari, à qui elle est reconnaissante d'être toujours resté près d'elle, ses enfants, pour leur soutien et leur amour, les intervenants qui l'ont épaulée, les médecins, les infirmières... Elle n'a que des éloges pour toutes ces personnes qui l'ont comprise sans aller dans les détails, sans remarques ni commentaires déplacés.

Mme Desgagné, en plus d'avoir survécu à un cancer du sein, est maintenant atteinte de sclérose en plaques. Même en parlant de ce combat de chaque jour, elle ne trouve pas de place pour l'amertume. Martin me racontait qu'elle est encore autonome, mais qu'elle perd des forces... Elle perd peu à peu de la dextérité et se fatigue rapidement. Mais elle garde le sourire malgré tout. « Elle continue de répandre de la joie autour d'elle, me dira-t-il avant de garder un long silence... C'est toujours imprévisible, ça fonctionne par poussées, la sclérose en plaques. On ne sait jamais d'avance, et ça peut détériorer son état d'un coup sec. »

| PHRASE MOTIVATRICE :

Carpe diem ! *

* *Carpe diem (quam minimum credula postero)* : habituellement traduit par « Cueille le jour présent, en te fiant le moins possible au lendemain ».

LES OPTIONS DE TRAITEMENTS EN BREF…

Il existe quatre grands types de traitements visant l'élimination des cellules cancéreuses. Ils peuvent souvent être combinés afin de donner de meilleurs résultats et augmenter les chances de guérison complète de la patiente. Selon le stade et le grade du cancer, lequel est déterminé grâce à une biopsie, l'équipe soignante établira le ou les traitements appropriés pour chaque patiente.

- La chirurgie : les cellules cancéreuses sont enlevées par opération chirurgicale.
- La radiothérapie : les cellules cancéreuses sont tuées par de hautes doses de rayons X, de rayons gamma, d'électrons ou d'autres sources.
- La chimiothérapie : des médicaments sont utilisés sous forme de comprimés ou d'injection.
- L'hormonothérapie : afin d'arrêter la multiplication des cellules cancéreuses, des hormones sont administrées.

Mme Desgagné a, pour sa part, reçu des traitements de chimiothérapie et de radiothérapie. Être éloignée de la maison pendant ces traitements, c'est ce qu'elle a trouvé le plus difficile, bien plus que le traitement lui-même.

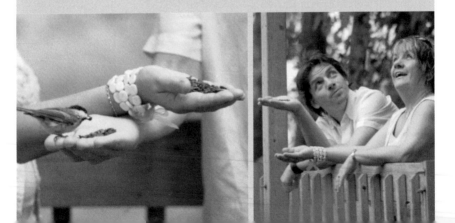

Lettre hommage de M. Martin Desgagné

QUELQUES MOTS
SUR MA MÈRE

Un livre ouvert
Le cœur comme une éponge

Une générosité contagieuse
Et discrète
Une sincérité
Un parfum de liberté

Un sourire complice
Une main tendue
Pour donner

Elle donne
Elle donne le goût
Le goût de donner
De nourrir les affamés d'amour
Que nous sommes
Tous et toutes

Mon enfance a été bercée
Par la douceur de ses histoires
Sur son père
Au cœur accueillant et ouvert
Aux autres, aux fragiles
Aux exclus

Mon enfance a été choyée
Par sa grande douceur
Aucun souvenir d'agressivité, de cris

J'ai dû lui donner un rôle de marâtre
dans un film pour l'entendre crier !

Le don sans limites
En fait, une seule limite
Son corps
Son corps crie
Crie son épuisement
Son existence

Un cri silencieux et sournois
Qui ronge de l'intérieur

Ses armes pour le vaincre ?

Un livre ouvert
Le cœur comme une éponge

Une générosité contagieuse
Et discrète
Une sincérité
Un parfum de liberté...

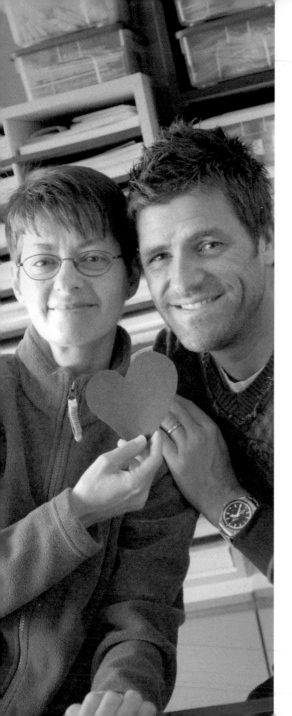

Marc Dupré
et Nicole Spattz

UNE FAN

Aucune personne de l'entourage de Marc n'avait souffert d'un cancer du sein. Son beau-père, qui a vaincu un cancer de la gorge il y a quelques années, lui a néanmoins appris que les gens ayant passé près de la mort apprécient la vie d'une façon différente, avec plus de sensibilité. Marc me confiait : « Avant d'avoir un cancer, tu ne sais pas si tu as les outils pour l'affronter ni si tu es assez fort pour passer au travers. La vie ne te prépare pas à ça. Ma force intérieure me pousserait à me battre, mais j'aurais peur de perdre. J'aurais peur de ne pas voir les enfants de mes enfants. »

Nicole Spattz a toujours aimé Marc Dupré. Elle admire son grand talent non seulement d'humoriste mais aussi de chanteur. Cette fan était très fébrile à l'idée de le recevoir chez elle et de passer quelques heures en sa compagnie à lui donner un cours de *scrapbooking*. C'est donc entourée de papier, ciseaux et estampes que Nicole a raconté son histoire à Marc.

L'EXODE AUX ÉTATS-UNIS

En 1997, à la suite de son auto-examen mensuel des seins, Nicole découvrit une masse non cancéreuse à son sein droit. Par prévention, le chirurgien décida de lui enlever le sein. Deux ans plus tard, une autre masse très douloureuse se logea dans son sein gauche. Cette fois, après l'échographie et la mammographie, on lui dit que ce n'était qu'un fibrome et qu'elle pouvait dormir sur ses deux oreilles. Nicole ne l'entendait pas ainsi. Elle retourna voir son médecin et insista pour subir une deuxième mammectomie, qui allait révéler qu'elle avait raison : son sein gauche avait un sarcome de grade 1.

Puisque Nicole souffre d'allergies nombreuses et diverses, la radiothérapie était sa seule option, mais comme le temps d'attente de quinze à vingt semaines pour ce traitement pouvait lui coûter la vie, elle choisit d'aller suivre ses traitements de radiothérapie à Plattsburg, aux États-Unis, même si cela impliquait d'être en sol étranger, loin de son mari et de ses deux fils.

Nicole passa les trois premiers jours d'exode à pleurer et à subir toute une panoplie de tests préparatoires aux traitements de radiothérapie. Sa solitude était insupportable, mais le contact avec les autres patientes l'était tout autant. Elle s'est donc isolée et s'est demandé comment elle voulait vivre sa décision de partir loin des siens. Le cœur rempli d'espoir et le porte-monnaie ne contenant qu'un billet de cinq dollars, elle décida de confectionner des cartes de souhaits qu'elle vendit aux autres patientes. Elle venait de se découvrir la passion du *scrapbooking*. Tous les profits de ses ventes, elle les réinvestissait en matériel de plus en plus complet et sophistiqué. Au bout de six semaines de traitements, elle reprit la route du Québec avec un inventaire de près de 800 $. Elle avait, encore une fois, transformé le négatif en positif.

Lorsqu'on écoute le récit de son expérience, ce ne sont ni les peurs ni les traitements que l'on retient. Et ce n'est pas le message que Nicole souhaite livrer. En onze mois, elle a subi trois opérations à chaque sein et a fait des hémorragies internes... mais elle le mentionne à peine. Dans les années qui ont suivi ses cancers, elle a fait un AVC et a été atteinte de fibromyalgie. Elle ne s'en plaint jamais et n'alarme personne avec ses maux. Elle se dit que si elle n'en fait pas de cas, les gens autour d'elle n'en feront pas non plus, alors elle profite du quotidien et poursuit son évolution personnelle. Nicole a fait un travail sur soi exceptionnel, ouvrant sa spiritualité sur un nouveau monde, monde dont elle ne soupçonnait pas l'existence avant d'emprunter cette voie qui l'a aidée à surmonter le cancer du sein.

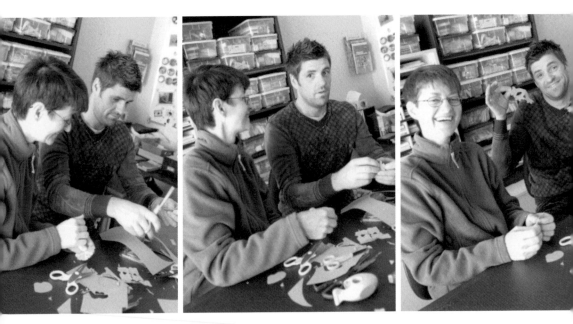

Lettre hommage de M. Marc Dupré

Chère Nicole,

Je voudrais premièrement te remercier d'avoir partagé un moment de ta vie avec moi, de m'avoir fait confiance, de m'avoir raconté ton histoire, une histoire que je n'oublierai jamais.

Quand j'ai décidé de participer à ce projet, je ne savais pas ce qui m'attendait. Mais à la seconde où je t'ai vue, tout est devenu très clair dans ma tête et dans mon cœur, j'allais vivre quelque chose de beau... de grand !

J'avais devant moi Nicole... une petite femme, douce, coquine, sensiblement fragile, un peu gênée ; le genre de personne qu'on a envie de serrer dans ses bras pour la protéger. Mais plus les minutes avançaient, plus j'apprenais à la connaître. Et je me rendais compte que j'avais plutôt devant moi une femme forte, solide comme du roc, qui allait affronter et surmonter chacune des épreuves que la vie mettrait devant elle ! J'ai bien senti que derrière son sourire se cachaient beaucoup d'épreuves, de souffrance, et de peine... beaucoup trop pour une seule personne. Je dois avouer que j'ai eu envie de pleurer plusieurs fois... Mais chaque fois, Nicole trouvait une façon de me faire rire ! Comme si elle le pressentait.

Tu es une personne extraordinaire, Nicole. J'ai énormément de respect pour toi. Tu as choisi de te battre jusqu'au bout et de le faire seule, loin de ceux que tu aimes pour ne pas qu'ils te voient souffrir... et pour les protéger. Je remercie le destin de t'avoir mise sur ma route. Ce fut une rencontre magnifique, un moment magique. Seulement quelques minutes ont suffi pour que tu me fasses voir à quel point la vie est belle, à quel point je suis chanceux de vivre en santé entouré de mes trois beaux enfants, de ma femme, de ma famille ! Je pensais aller aider quelqu'un ce jour-là, Nicole, mais je dois me rendre à l'évidence... C'EST TOI QUI M'AS ÉCLAIRÉ... MERCI !

Je ne t'oublierai jamais...

Ton ami, Marc

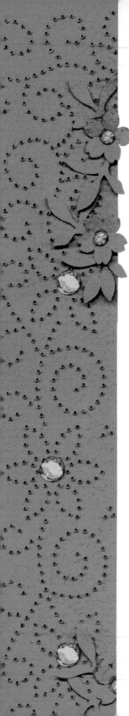

À Plattsburg, dans le silence de sa chambre, Nicole a écrit ceci.

MON AVE MARIA

En ce soir d'octobre frileux
de ses couleurs
Il a neigé sur mon âme
et sur mon cœur
Neigé les larmes de tristesse
et de douleur
Douleur d'apprendre
que j'ai ce cancer

Ce cancer du sein
tant redouté et sournois
Est venu tracer son chemin
chez moi
Tout ça, en quelques mois
Que j'aimerais revenir à « hier »…

Heureusement, la sérénité
m'envahit tout entière
Entière de me faire accepter
les choses que je ne peux changer

Entière de me donner le courage
de changer les choses que je peux
Et la sagesse d'en connaître
la différence

Mais la vie appartient au présent
Au présent de continuer
mon chemin, ma route
La route de l'espoir,
de la vie et du moment
Cette vie, c'est ce que j'ai de plus
précieux, sans aucun doute

Curieusement, la prière
guide mes pensées
Et je remercie le ciel
d'avoir déposé dans ma main
Cette prière précieuse
Aux couleurs de l'espoir.

Nicole Spattz

LA RADIOTHÉRAPIE

La radiothérapie, dans le cas de Nicole, a été administrée pour détruire toutes les cellules cancéreuses pouvant se trouver encore dans son sein ou dans les régions avoisinantes, mais également afin d'éviter toute récidive. Le traitement peut également être prescrit pour diminuer la taille d'une tumeur avant une intervention chirurgicale ou un traitement de chimiothérapie, ou parfois même dans le but d'améliorer la qualité de vie des patients en soins palliatifs.

Un traitement de radiothérapie, aussi appelée irradiation, vise à détruire les cellules cancéreuses de la zone traitée, les rendant incapables de se développer et de se diviser. Bien que ce type de traitement ait des effets destructeurs sur les cellules malades, les effets sont aussi ressentis sur les cellules saines qui, heureusement, peuvent généralement se réparer d'elles-mêmes par la suite.

Comme toutes les personnes traversant l'épreuve du cancer, Nicole a reçu des soins adaptés à son type de cancer. Chaque personne est unique, chaque cancer l'est tout autant. L'équipe de radiothérapie planifie en détail chaque traitement afin d'en maximiser les résultats, mais est aussi présente pour surveiller l'état du patient et les effets secondaires ressentis par ce dernier, ainsi que pour discuter de ses inquiétudes. Nicole a travaillé de concert avec son équipe et lui en est profondément reconnaissante. Elle ne l'oubliera jamais.

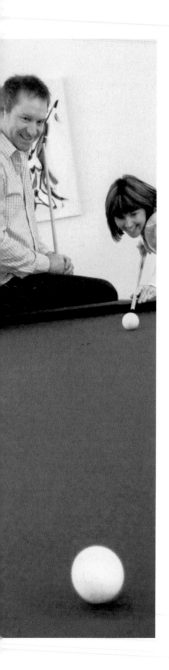

Martin Champoux
et France Bouchard

UNE AMIE

Il y a un peu plus d'un an, lorsque Martin Champoux a présenté ce projet à une amie, l'épouse de son copain Jean-Louis, il était question de faire une seule photo et de l'inclure à une exposition qui devait avoir lieu quelques mois plus tard. Le projet du livre ne flottait même pas encore dans l'air et tant mieux, puisque France Bouchard aurait décliné l'invitation. Lui, si heureux de nous recevoir, France et moi, était loin de se douter de toute la peine qui habitait son amie.

DOULOUREUX SOUVENIR

« Ce n'est pas un beau souvenir. Je n'aime pas parler de ça. Pour moi, c'est terminé. J'avais quarante et un ans ! Je me disais : Je ne fume pas, je mange bien, je suis sportive… Pourquoi est-ce que j'ai ça ? La rationnelle en moi voulait comprendre. Même avant d'avoir les résultats, j'ai tout lu sur le cancer du sein, alors je savais, après les résultats des analyses, que je me trouvais parmi les 99 % de celles qui en guérissent. J'avais le "meilleur du cancer" : la masse était petite, j'avais des récepteurs d'œstrogène positifs, les ganglions n'étaient pas atteints. Alors je me suis dit que ça ne m'arrivait pas pour rien. Disons que ça m'a calmé le pompon ! Ça m'a fait prendre conscience que rien n'est parfait dans la vie et que ce n'est pas grave. Il faut juste s'ajuster. »

France avait parlé d'un trait, essayant tant bien que mal de contenir ses larmes, comme si son besoin de s'exprimer sur la maladie avait été trop longtemps étouffé et qu'enfin elle pouvait regarder derrière et ouvrir la soupape. Elle aime être dans l'ombre et a habitué les gens autour d'elle à cette personnalité effacée. France a laissé croire, à tort, qu'elle était une femme forte, celle qui mène sa barque seule et qui passe à travers un cancer comme une combattante-née. Pourtant, ce qui ressortait maintenant de son discours était son besoin de parler, d'être questionnée et de sentir qu'on s'intéresse à son désarroi. « On ne veut pas prendre toute l'attention, mais on a besoin d'aide, de soutien, d'empathie. Et comme je n'ai pas perdu mes cheveux, que j'allais relativement bien, c'était facile pour mes proches de penser que tout était correct. Mon plus jeune fils m'a même déjà dit : "Tu sais maman, c'est pas si pire que ça, le cancer ! Tu es toujours là quand je reviens de l'école !" Mais c'était pourtant une période où tout s'écroulait dans ma vie. »

Martin Champoux restait silencieux. Celle qui se montrait maintenant si vulnérable lui était jusqu'alors inconnue. « Ce que j'ai appris sur France, en ce qui concerne sa maladie, je viens de l'apprendre aujourd'hui. Par contre, à partir de maintenant, si la même situation se représentait dans mon entourage, je serais capable d'aller voir le conjoint et de l'encourager à être disponible, à poser des questions, à être à l'écoute. Plusieurs femmes vivent malheureusement le cancer seules parce que nous, les hommes, on a l'impression qu'on ne peut rien faire, on ne sait pas quoi faire ! On est aussi mal à l'aise d'en parler parce qu'on ne sait pas à quel point la porte est ouverte pour qu'on entre dans ce combat. »

Pendant la partie de billard, Martin et France riaient aux éclats, s'amusant à garder la pose ! Ces deux amis avaient chacun une place privilégiée dans le cœur de l'autre ; elle, s'étant dépouillée d'un masque, et lui, ayant accueilli le chagrin et la vulnérabilité d'une femme blessée. Avant de les quitter, je les regardai une dernière fois, persuadée que dorénavant, leur amitié allait s'épanouir encore plus.

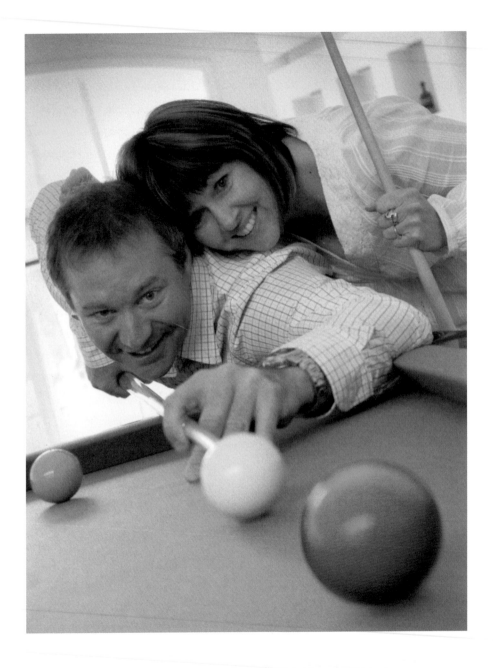

Lettre hommage de M. Martin Champoux

Nulle autre que France pouvait mieux représenter les femmes de mon entourage qui ont eu à affronter le cancer du sein. France est une fille en pleine maîtrise de son environnement, de sa vie. Et quand le diagnostic de cancer est tombé, c'est avec les manches retroussées et le souci de ne pas inquiéter ses proches qu'elle s'est attaquée à ce défi dont elle se serait bien passée. Une abnégation toute maternelle !

Merci, France, d'avoir accepté de partager ton expérience. Tu m'as appris que, même si une femme ne montre pas sa fragilité, elle a sûrement besoin de bras réconfortants et d'une oreille attentive. Tu m'as fait voir que c'est parfois tout ce que ça prend pour redonner force et courage pour poursuivre la lutte. Tu m'as montré que, même si une femme se bat en silence, elle a besoin de savoir que ses proches entendent ses cris du cœur et ses angoisses.

Bref, tu m'as fait comprendre que vous n'attendez de ceux qui vous entourent, de vos hommes, de vos amis, qu'une chose : que nous soyons là, tout près, présents pour vrai.

Et que le pire ennemi du cancer, c'est le silence…

Martin

| MOT À BANNIR :
   Tabou.

| PHRASE MOTIVATRICE :
   « Il faut préparer l'avenir sans négliger le présent. »

Bruny Surin
et Manon Benjamin

UNE SPORTIVE

Si vous avez le bonheur de croiser Manon Benjamin, vous serez surpris par son énergie débordante et par sa joie de vivre. Et elle rit. De tout et de rien, toujours prête à bouger dans tous les sens! Lorsque Bruny Surin a accepté de rendre hommage à cette sportive-née, il ne la soupçonnait pas d'avoir autant d'énergie! En effet, Manon pratique régulièrement le cardio plein air et également le cyclotourisme. Une balade à vélo était donc tout à fait appropriée.

UNE ANNÉE DIFFICILE

L'année 2003 fut l'année la plus éprouvante pour Manon Benjamin. Successivement, sa grand-mère maternelle est décédée; son fiancé et elle se sont séparés après une relation de plus de deux ans et son père est également décédé. Mais son cauchemar ne s'arrêta pas là. En juillet de la même année, elle découvrit une masse à son sein droit qui ne cessa de grossir... Elle apprendrait par la suite qu'elle avait un cancer du sein sensible aux œstrogènes dont son corps débordait puisqu'elle était... enceinte de son nouveau conjoint! Manon, alors âgée de trente-huit ans, n'avait toujours pas d'enfant. Elle qui rêvait de fonder une famille et qui savait que l'horloge biologique était en phase «dernière chance» avait enfin le bonheur de porter un petit être. Malheureusement, comme cette grossesse imprévue faisait croître le cancer de façon exponentielle, elle dut, bien malgré elle, subir un avortement afin de sauver sa propre vie.

Un mois après une mammectomie partielle de son sein gauche, intervention chirurgicale pendant laquelle on lui enleva aussi les ganglions lymphatiques, les traitements de chimiothérapie commencèrent. C'est à ce moment-là que son nouveau conjoint prit

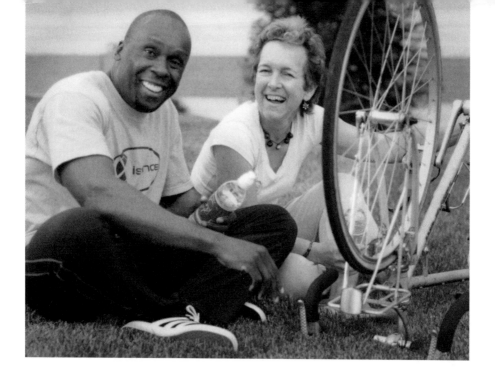

la décision de la quitter. Elle n'était pas encore au bout de ses peines : les complications physiques s'enchaînèrent. Le cancer était tellement agressif qu'un mois après la fin des traitements de chimiothérapie, elle commença cinq semaines de radiothérapie.

La seule fois où Bruny a vu Manon devenir triste à en pleurer a été au moment où elle lui a parlé de son amie Caroline, une jeune femme dont elle avait fait la rencontre pendant ses traitements de chimiothérapie. Atteinte d'un cancer récidivant qui s'attaquait alors à son cerveau, Caroline mourut peu de temps après la période des fêtes. Manon faisait face à la réalité de la mort, à la possibilité de sa propre mort. N'eût été sa volonté de vivre, sa « petite déprime », comme elle l'appelle, aurait pu la faire sombrer dans une grave dépression, comme c'est souvent le cas chez les personnes atteintes d'un cancer. Elle avouera sans hésitation que sa famille ainsi que ses amies jouèrent un rôle déterminant dans la conservation de son moral d'acier.

LES TYPES DE RADIOTHÉRAPIE

Il existe trois principaux types de radiothérapie, la plus courante étant la radiothérapie externe utilisée pour traiter la plupart des cancers. À l'aide d'un appareil appelé «accélérateur», les rayonnements sont dirigés vers la tumeur cancéreuse et les tissus avoisinants. C'est ce type de radiothérapie que Manon a reçu pendant cinq semaines.

La curiethérapie, de son côté, consiste à introduire un implant scellé dans lequel se trouve une forte dose de rayonnement radioactif, tout près de la tumeur. Par opposition au traitement de radiothérapie régulier de cinq semaines, la curiethérapie est dispensée en un court laps de temps, parfois de quelques jours seulement.

Et finalement, pour ce qui est du traitement de radiothérapie systémique, la source radioactive est liquide et est administrée par voie orale ou par injection intraveineuse. La source de rayonnement circule ensuite dans tout l'organisme pour aller se fixer sur les cellules ciblées.

«Elle est d'une combativité renversante dont plus d'un peut s'inspirer.»

Lettre hommage de M. Bruny Surin

Chère Manon,

Nous nous sommes rencontrés, il y a quelques mois, et ton histoire m'a profondément touché. Face à l'obstacle que la vie a mis devant toi, je me trouve impuissant et la seule chose que je puisse faire est de t'exprimer mon soutien le plus sincère.

À l'annonce de cette nouvelle, tu as été certainement très affectée. Cependant, tu as su te prendre en main et te battre fièrement.

En effet, la lutte que tu as menée contre cette maladie est honorable. J'ai été impressionné par ton courage et ta détermination. Il est nécessaire que tu continues à voir la vie du bon côté comme tu as su le faire jusqu'à aujourd'hui.

N'oublie jamais que tu n'es pas seule. Grâce à ta joie de vivre et ton courage, tu montres le chemin à un bon nombre de personnes qui doivent s'engager dans une lutte similaire. Ainsi, la persévérance sera ta voie et elle guidera aussi beaucoup d'autres personnes.

Pour finir, je tiens à te féliciter une nouvelle fois pour ton courage dans ce combat difficile.

Sincèrement,

Bruny

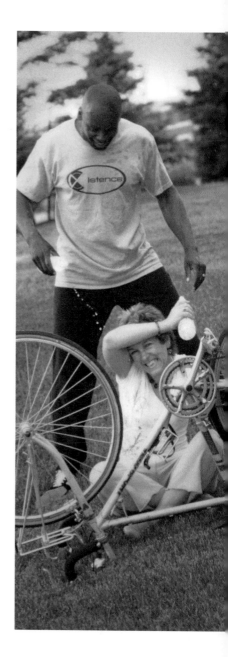

Karim Toupin-Chaïeb
et Denise Poirier

LA MÈRE D'UNE AMIE

Karim Toupin-Chaïeb ne connaissait Mme Denise Poirier que par personne interposée. C'est pour en apprendre davantage sur cette maladie répandue dont il entendait souvent parler qu'il a accepté de rendre hommage à une survivante. Il souhaitait s'impliquer et il voyait en ce projet l'occasion rêvée de le faire.

À la suite de cette rencontre marquante, il affirme que côtoyer Denise a renforcé son désir de profiter de la vie et de chaque instant.

POSITIVE ET CURIEUSE

Denise Poirier a eu un cancer du sein il y a cinq ans, alors qu'elle était âgée de cinquante-cinq ans. Après l'annonce de son diagnostic de cancer du sein, Denise s'est rendu compte à quel point elle était fragile : « C'est si précieux, la santé. Ça m'a fait faire beaucoup d'introspection pour savoir qui je suis et où je m'en vais. L'arrêt m'a forcée à me demander comment je voulais vivre le reste de ma vie. J'ai compris qu'il faut regarder les affaires en face et ne pas refouler ses émotions. »

Denise aime apprendre, connaître, savoir. Malheureusement, elle n'avait aucune idée de ce qui l'attendait, tout était abstrait en ce qui concernait ses traitements. D'être si peu préparée a été, pour elle, la partie la plus difficile : « Ça demande beaucoup d'effort pour chercher, fouiller, pour comprendre. Tu es face à quelque chose de gros et tu te sens pas mal toute seule. On te donne les coordonnées de différents organismes, mais c'est à toi de demander l'aide. J'ai quand même eu la chance d'être intégrée à un protocole de recherche. Je devais leur fournir beaucoup d'information sur mon état, mais en échange, j'étais plus informée, je recevais plus d'attention. »

En 2008, Denise célèbre sa rémission complète. Sa santé est excellente et elle n'a jamais pris autant soin d'elle-même. Le message que souhaite transmettre celle qui a découvert une masse à un sein lors de son test PAP annuel est un message de prévention : « Je parle à des tas de femmes qui ne voient pas leur gynécologue chaque année ou qui ne font jamais de mammographie ! C'est grâce à la prévention régulière que j'ai découvert mon cancer du sein et j'ai été chanceuse. Le type de cancer que j'avais était agressif. Si on l'avait découvert plus tard, je n'aurais peut-être pas eu la chance de m'amuser autant avec Karim et de faire ces belles photos. » Et lorsqu'on lui réfère des femmes qui ont besoin de parler de leur maladie, elle leur dit de profiter de ce temps d'arrêt forcé pour se ressourcer, car il faut tout mettre en œuvre pour garder le moral.

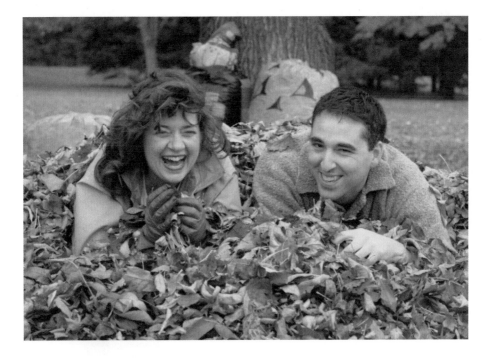

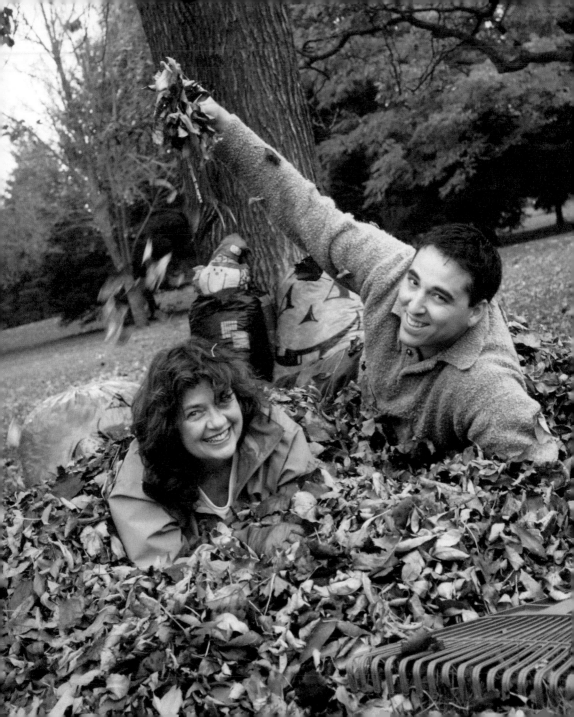

Lettre hommage de M. Karim Toupin-Chaïeb

« BLIND DATE » AVEC UNE RESCAPÉE

C'est par un bel après-midi d'automne que je vais rencontrer Denise Poirier, qui a porté une maladie inconnue à mes yeux, le cancer du sein. Je me prépare à cette rencontre comme on se prépare à un « blind date » : plein d'appréhensions. Comment aborder le fléau qu'elle a enduré ? Sera-t-elle marquée, fragilisée par cette maladie ? Oui, je m'en doute ! J'essaierai de la comprendre, de l'écouter, plein de compassion et d'empathie.

De loin, j'aperçois une femme, de dos. Denise, que j'avais crue affaiblie par l'épreuve du cancer, est là, les cheveux en bataille. Elle se retourne et sourit à pleines dents et, toutes mes inquiétudes se dissipent. Je découvre alors une femme chaleureuse, incroyablement forte, vive comme rarement j'ai eu le plaisir d'en croiser, une boule d'énergie, de bonne humeur et d'entrain contagieux. Elle me dit quelque chose de remarquable : « Il était hors de question que je me laisse abattre par la maladie, je n'ai jamais envisagé d'autres options que la guérison et je voulais guérir au plus vite pour pouvoir continuer à profiter de la vie ! » Les gens, à la suite d'une maladie grave, disent souvent qu'une fois remis ils commencent à s'attarder à l'importance de la vie, à ce qui les entoure et se mettent à en savourer dès lors chaque instant. Denise, elle, voulait continuer de le faire parce qu'elle a toujours été une jouisseuse de la vie ! Après une longue conversation, nous allons jouer dans les feuilles, et là, loin de toute trace de maladie, loin de toute discussion, nous vivons un moment de pure authenticité, de plaisir, de fous rires, et soudainement, la perspective devient complètement différente : nous mordons dans la vie, la maladie ayant renforcé l'amour contagieux de celle-ci.

J'avais envie de participer à ce projet, car la cause me tenait à cœur et j'ai dorénavant la conviction que c'est moi qui suis ressorti grandi et positivement marqué du contact avec cette femme-soleil inspirante ! Depuis ce passage, quand j'ai une grippe d'homme, je relativise avant d'ouvrir la valve des lamentations ! Merci Denise.

Karim

LES GANGLIONS

Le cancer qui attaquait Denise Poirier était à un stade III et assez agressif, mais la mammectomie ne fut que partielle. Le chirurgien lui enleva également les ganglions axillaires puisqu'ils étaient atteints.

Les ganglions sont de petits organes situés tout le long des vaisseaux lymphatiques, dont le rôle principal est de combattre les infections. Le système lymphatique draine tous les tissus, et ceux-ci sont souvent la source de l'infection. Dans tout le corps humain, il y a plusieurs centaines de ganglions lymphatiques situés stratégiquement aux endroits les plus susceptibles de contenir des bactéries.

La chaîne de ganglions se trouvant près du sein, sous l'aisselle, est la chaîne axillaire. Lorsque les cellules cancéreuses se détachent de la tumeur, elles circulent dans le système lymphatique et atteignent les ganglions, franchissant ainsi très souvent la première étape de la dissémination des métastases du cancer du sein dans l'organisme.

Si des cellules cancéreuses se trouvent dans un ou plusieurs d'entre eux, le chirurgien devra procéder à l'ablation de certains ganglions du côté de la tumeur, parfois de la totalité de la chaîne. C'est ce qu'on appelle un curage axillaire. Cependant, le curage axillaire n'est plus systématique dans tous les cas de cancer du sein comme il l'était autrefois. Afin de connaître l'étendue des cellules cancéreuses, on procédera à l'analyse du ganglion sentinelle, le premier ganglion en avant-poste, tout près du sein. Cette technique permet d'éviter d'enlever tous les ganglions axillaires lorsque ce n'est pas nécessaire.

Manuel Tadros
et Magda Tadros

UNE SŒUR

Pendant le combat que sa sœur aînée livrait contre son propre corps, Manuel a appris beaucoup sur lui-même. Auparavant, il avait ce réflexe que nous avons souvent de mettre tous les problèmes ou les grands coups qui font mal dans un tiroir et de les éviter. Depuis l'arrivée du cancer dans la vie de Magda, il écoute sa propre douleur, la vit et l'accepte au lieu de l'accumuler jusqu'au jour où tout explose.

Lorsque je le questionne sur la place des hommes dans la lutte contre le cancer du sein, il me répond : « Autant le sein, pour la femme, est un symbole de féminité, autant le sein, pour l'homme, est un symbole de beauté. C'est la capacité de l'homme face à cette maladie d'accepter et de comprendre la souffrance de la femme à perdre une partie essentielle de sa sensualité et de désir qui va l'aider à surmonter cette épreuve. Le sein est quelque chose dont la femme, en général, est fière. La beauté de la poitrine ne réside pas dans ses proportions, mais dans son port. C'est la féminité que la femme porte et exhibe. Lorsqu'elle doit subir une mastectomie, comme dans le cas de ma sœur, elle souffre physiquement mais aussi moralement. L'homme doit le comprendre. »

Manuel Tadros continue : « Ma sœur est une femme coquette. Une très belle femme, un pétard. En vieillissant, on accorde beaucoup plus d'importance à la spiritualité, à notre confiance en nous, à l'amour qu'on porte aux autres, à notre intelligence à capter les messages que les gens transmettent autour de nous. Ce n'est pas superficiel d'être coquet, c'est seulement une fierté que nous avons. Dans la vie, on mise sur l'apparence qu'on a, et tout à coup, on perd une partie de soi et il y a un déséquilibre. Sa reconstruction lui a rendu cet équilibre qu'elle avait perdu. »

Manuel Tadros sait qu'il a failli perdre une femme très précieuse dans sa vie ; une femme qui lui fait voir la vie d'une tout autre façon et qui est pour lui une grande source d'inspiration.

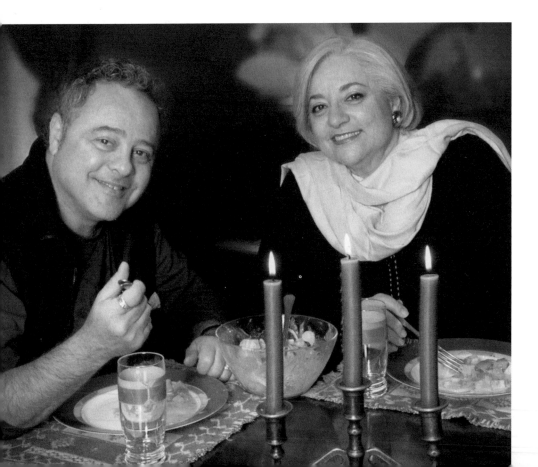

Lettre hommage de M. Manuel Tadros

Ma chère Magda, ma sœur chérie,

Puisque tu as déjà été une mère pour moi, que tu as changé mes langes, m'as promené en poussette dans les rues du Caire, m'as chéri et aimé comme une vraie maman ; puisque tu as contribué à mon éducation, à mon apprentissage de l'italien, à ma passion de la chanson et de la musique ; puisque je t'ai vue te faire courtiser par des dizaines de prétendants tellement tu les ensorcelais de tes yeux noirs en amande et de ta légendaire élégance ; puisque tu as toujours été pour moi une héroïne de générosité et de créativité. Flamboyante et profonde. Spirituelle et enflammée. Capable de toucher tous les pôles de sensibilité de cette étrange vie ; alors comment m'arrive-t-il parfois aujourd'hui de t'appeler « sœurette » ou « ma p'tite sœur » ? Je suppose que c'est parce que le temps nous rattrape tous. Il nous rapproche parfois à un tel point qu'on oublie les origines profondes de nos amours.

Quand tu es venue frapper à ma porte cet après-midi-là, j'ai croisé ton regard et j'ai su que quelque chose de grave se passait. Tes yeux noirs ne faisaient pas de charme cet après-midi-là. Et tu m'as annoncé que tu avais un cancer du sein. J'aurais pu garder mon calme, comme tu me l'as appris. Mais tout ce que j'ai réussi a été de faire jaillir un jet de larmes et un sanglot ridicule. La logique avait disparu de mon être et en quelques secondes, même l'espoir m'avait déserté.

Mais l'espoir est un grand guérisseur. Tu me l'as toujours dit : « Accroche-toi ! Envoie ta demande à l'Univers et crois au plus profond de toi, avec toute la force de ton être que tout va s'arranger. Demande et tu recevras. » Et tu as reçu.

Merci, Magda, d'avoir guéri. Merci d'être ma sœur, ma p'tite sœur, ma grande sœur, mon sourire éclatant, ma joie de vivre. Danse et chante et écris des romans. Fais connaître à la terre entière la splendide et merveilleuse personne que tu es. Vis !

Manuel, ton p'tit frère

LE CANCER DES CANAUX GALACTOPHORES

C'est à la suite d'une radiographie, d'une échographie et d'une biopsie que Magda Tadros a eu le verdict final de son médecin : un cancer du sein. Elle eut droit aussi à un scan (tomodensitométrie) complet du corps afin de s'assurer que le cancer ne s'était pas propagé ailleurs. Les nouvelles étaient bonnes.

Comme c'est le plus souvent le cas, les cellules étaient apparues dans les canaux lactifères, partie du sein qui participe à la production et au transport du lait. Lorsqu'elles se trouvent à l'intérieur de ces structures, les cellules cancéreuses sont qualifiées comme étant in situ (du latin signifiant « dans son propre lieu ») et sont les moins développées et les plus traitables. Par contre, le cas de Magda a causé toute une panique à l'équipe médicale près d'elle. Normalement, le cancer apparaît sur un canal et prend jusqu'à sept ans pour atteindre un diamètre de un centimètre. En moins d'un an, la masse avait atteint quatre centimètres et demi et s'étendait sur plusieurs canaux... Du jamais vu ! Ne restait que l'option de procéder à la mastectomie complète du sein.

Dans l'esprit de Magda, il était inutile de dramatiser face à cette épreuve. Le jour de son opération, quelques proches étaient présents à l'hôpital, et tous ont chanté d'une même voix... Cette femme forte conclut, dans un éclat de rire, que dans la vie, « il n'y a plus rien de grave ! ».

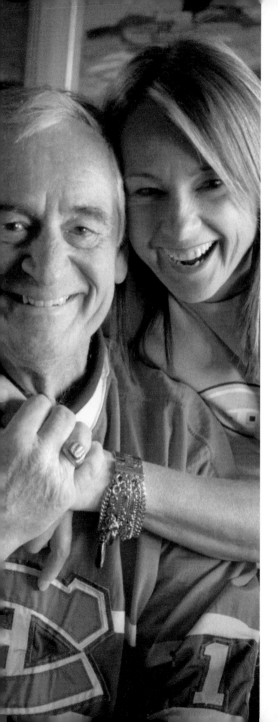

Robert Rousseau
et Anne Rousseau

UNE FILLE

Robert (Bob) Rousseau portait le numéro 15 des Canadiens de Montréal lorsqu'il marqua cinq buts lors du match contre les Red Wings de Détroit, le 1er février 1964. Sa femme, Huguette, avait dû manquer ce seul match pour donner naissance à leur unique fille, Anne, quelques jours plus tard. Lorsqu'elle a vu le jour, rien ne laissait présager que, trente-sept ans plus tard, elle serait atteinte d'un cancer du sein.

M. Rousseau était en état de choc : « Je suis allé prier. Et j'ai demandé : Pourquoi Tu ne t'es pas organisé pour me le donner à moi, le cancer ? Pourquoi pas m'attaquer, moi, plutôt que mon enfant ? Je suis fort, moi, je suis capable de le prendre. Je le voulais, ce cancer-là ! »

C'est sa conjointe qui s'est le plus occupée de leur fille. C'est une maladie dont il se sentait exclu en tant qu'homme : « Au hockey comme au golf, j'étais en contrôle des résultats, mais durant cette épreuve, ce n'était plus le cas du tout. »

M. Rousseau est extrêmement fier de sa fille. Elle s'est servie de son combat comme d'un tremplin pour s'impliquer à la Fondation du cancer du sein du Québec. De plus, le doux visage et les yeux magnifiques d'Anne se retrouvent sur les bouteilles de vin rosé Vincor, participant ainsi à la campagne promotionnelle de la compagnie.

À CHACUN SON COMBAT

« Derrière la maladie, je pouvais sans cesse entendre mon père me dire : T'es capable, tu vas y arriver ! Ça vient de l'éducation que mon père m'a donnée. Mon père est un "winner" et je suis une "winner". C'est clair. »

Lorsque Anne se remémore cette période douloureuse, ses yeux se remplissent de larmes : « Le plus difficile a été de penser que peut-être je n'aurais pas la chance de voir grandir mes enfants. Avant que je commence ma chimio, mon frère Pierre est venu à la maison, m'a juste prise dans ses bras et m'a fait lire une chanson qu'il m'avait écrite. Et c'était à point parce que je pleurais la perte de mes cheveux. La féminité, ce sont les seins, les cheveux. Je n'ai jamais reçu autant d'amour que pendant cette période. Et mon conjoint est l'homme le plus extraordinaire ! Il a toujours été là, près de moi ! »

| MOT À BANNIR :

Peur.

| PHRASE MOTIVATRICE :

« Tu peux si tu penses que tu le peux. »

LA CHIMIOTHÉRAPIE

C'est vers le mois de décembre de l'année 2001 qu'Anne Rousseau sentit une bosse à son sein gauche. La tumeur qui l'attaquait faisait moins de deux centimètres et deux de ses ganglions sur quatorze étaient atteints. Elle dut donc subir une mastectomie partielle et endurer des traitements de chimiothérapie.

La chimiothérapie consiste à administrer la médication soit par voie orale, soit par solution intraveineuse. Les médicaments qui voyagent ainsi à travers le corps par le sang peuvent détruire les cellules cancéreuses même si elles sont en dehors du sein. Les injections que recevait Anne étaient administrées dans son bras droit afin d'épargner le bras du même côté que le sein affecté : « Je me faisais masser chaque semaine afin de diminuer la douleur à mon bras et aussi pour minimiser les risques de lymphœdème, cette enflure du bras causée par l'accumulation de liquide lymphatique. »

En général, le nombre de traitements de chimiothérapie adjuvante (réalisée après une chirurgie), pour le cancer du sein, se situe entre quatre et six. Les personnes ayant un traitement de chimiothérapie à la suite d'une opération voient leurs chances de survie augmenter et les risques de récidive diminuer.

Par contre, il peut parfois s'avérer nécessaire de débuter le traitement par une chimiothérapie néo-adjuvante (avant l'intervention chirurgicale), en cas de tumeur très localement avancée ou inflammatoire, afin de diminuer la taille de la tumeur et de permettre éventuellement de conserver le sein.

Lettre hommage de M. Robert Rousseau

Chère Anne,

Je n'oublierai jamais le jour où tu nous as appris que tu avais un cancer du sein, toi qui as toujours été une fille forte, en santé, sportive et pleine de vie.

Je savais que tu te battrais jusqu'au bout pour vaincre cette maladie. Tu le prouves maintenant par ta joie de vivre, si bien entourée par ton mari, Normand, et tes trois beaux enfants, Marie-Pier, Isabelle et Vincent. Ton implication pour amasser des fonds pour la cause du cancer du sein, les tournois de golf que tu organises et les conférences auxquelles tu participes pour encourager toutes ces femmes qui, comme toi, ont à lutter contre le cancer du sein et à le vaincre, tout le cœur que tu y mets est tout à ton honneur.

Ta maman, Huguette, tes frères Richard, Pierre et moi-même sommes très fiers de toi. Tu es pour nous NOTRE championne, car tu as gagné le défi de ta vie.

Nous t'aimons de tout cœur.

Bob

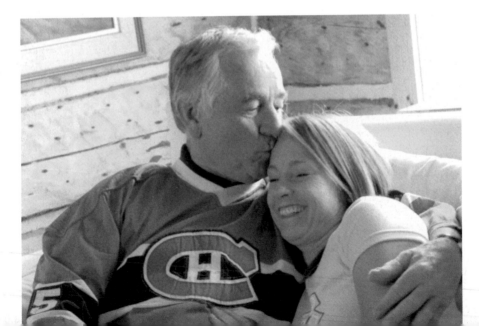

« Quand on est une personne d'action, c'est trop difficile d'être dans l'inaction complète. Je me sentais aussi inutile pour l'accompagner à ses traitements... Alors, j'ai prié. Oui, j'ai la foi. Absolument ! »

Émily Bégin
et Louis Bégin

UN GRAND-PÈRE

Émily Bégin voit son implication envers la cause du cancer du sein comme une suite logique face à ce que certains membres de sa famille ont vécu. En effet, du côté paternel, deux de ses tantes sont des survivantes ainsi que... son grand-père, qui a lui-même perdu deux sœurs d'un cancer du sein.

Le cancer du sein s'attaque rarement aux hommes, mais ne les épargne pas pour autant. M. Louis Bégin avait cinquante-neuf ans lorsque son épouse le traîna chez le médecin après avoir palpé une bosse sur son sein droit. Mme Bégin raconta en riant : « Je ne lui avais pas dit que j'avais pris rendez-vous avec le médecin. Il ne voulait pas y aller ! Tu sais comment ils sont, les hommes ! Moi, ça m'inquiétait et je voulais qu'il se fasse examiner. » Cette visite inattendue chez le médecin lui sauva la vie. Il subit une mastectomie complète du sein droit en juin 1982.

M. et Mme Bégin me racontaient successivement les étapes qu'ils durent traverser ensemble, soudés à un même destin. M. Bégin devait endurer le mal dans son corps tandis que son épouse n'avait d'autre option que de le soutenir de près, bien qu'éloignée par l'impuissance.

Nous étions tous les quatre assis au salon. Ce couple marié depuis soixante-quatre années se trouvait près de la fenêtre d'où émanait la lumière douce et enveloppante d'un après-midi du mois d'août. Émily finalisait son maquillage, mais comme moi, elle buvait les paroles de ses grands-parents pour ne rien manquer de ce récit à la fois captivant et touchant. La jeune femme découvrait la souffrance et la ténacité d'un couple derrière son rôle de grands-parents.

UN DERNIER MOT...

C'est seulement lorsque j'ai reçu le texte hommage d'Émily que j'ai appris le décès de M. Bégin, survenu le 18 mars dernier, à la suite de complications après une chirurgie. Comme la vie est parfois bête! J'ai tout de suite téléphoné à son épouse pour lui présenter mes condoléances... Elle me raconta, la voix tremblante, comment ils s'étaient connus, à l'âge de dix-neuf ans; comment il avait été fort après ce diagnostic de cancer du sein; elle me confia aussi combien il était un bon père et un excellent mari...

Monsieur Bégin, vous lui manquez terriblement. Comment peut-on apprendre à vivre sans l'amour de sa vie, avec qui on a partagé plus de soixante-six années? Vos enfants sont près d'elle. Vos petits-enfants et vos arrière-petits-enfants aussi. Tous l'entourent de leur amour, mais le vôtre demeurera irremplaçable aux yeux de votre femme. Où que vous soyez, monsieur Bégin, veillez sur elle.

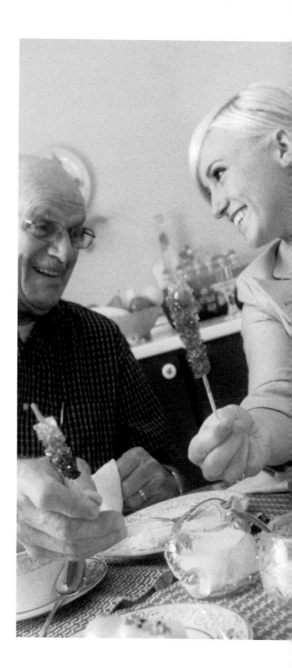

LE CANCER DU SEIN CHEZ LES HOMMES

Le cancer du sein chez l'homme est rare et représente moins de 1 % de l'ensemble des tumeurs malignes de la population masculine. Puisque la glande mammaire chez l'homme est de très petite taille, le diagnostic est souvent tardif et le cancer est détecté à un stage avancé. Dans le cas de M. Bégin, l'hérédité était en cause, mais comme autres facteurs de risque communs aux femmes et aux hommes, on note aussi le fait d'avoir subi un traitement par radiothérapie à la poitrine ou d'avoir eu des biopsies ayant révélé certaines modifications mammaires. Toutefois, une dysfonction testiculaire, une exposition à un niveau d'œstrogène augmenté, ou à un ratio testostérone/œstrogène diminué, une gynécomastie, c'est-à-dire un volume de tissu mammaire plus abondant sont parmi les facteurs de risque spécifiques aux hommes.

De nombreuses ressemblances apparaissent entre les traitements prescrits aux hommes et aux femmes. En revanche, il existe une détresse psychologique spécifique au genre masculin. La sensibilisation de la population au cancer du sein chez les hommes améliorera sa prise en charge et éliminera tous les tabous touchant cette maladie qui n'est pas réservée exclusivement aux femmes.

Lettre hommage de Mme Émily Bégin

C'est avec empressement que j'ai accepté de prendre part à ce projet qui me tient tout particulièrement à cœur, étant donné que mon grand-père fut atteint d'un cancer du sein, il y a de ça quelques années. Eh oui, un homme atteint du cancer du sein, quelle surprise nous avions tous eue à ce moment-là. Personne ne croyait que cela pouvait être possible lorsque nous avons appris la nouvelle.

Si mon grand-père a toujours utilisé le fait qu'il avait été victime de cette maladie pour faire beaucoup de blagues, il n'en reste pas moins que le cancer du sein attaque de plus en plus de gens et que la prévention semble être la meilleure des avenues pour le déceler rapidement.

Je ne peux passer sous silence le fait que lors de la prise de photos nous avons eu beaucoup de plaisir, et mon si gentil grand-père a bien apprécié de jouer la vedette devant la caméra. Cependant, pour une raison n'ayant aucun rapport avec le cancer du sein qu'il avait déjà eu, il s'est éteint dans les mois suivants, soit en mars 2008. Un gros merci, cher grand-papa, d'avoir accepté de prendre ces photos avec moi, à un moment que nous ne savions pas si près de la fin de tes jours. Merci d'avoir été toi et d'avoir mis sur mon chemin un papa que j'adore. Merci surtout de m'avoir donné le privilège de partager cet instant de vie avec toi.

Je t'aime !

Émily

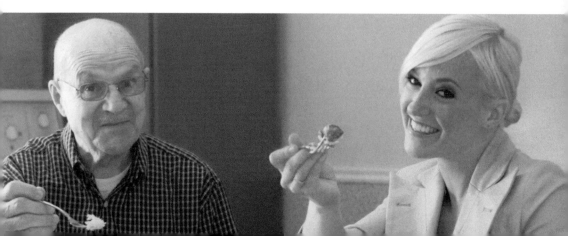

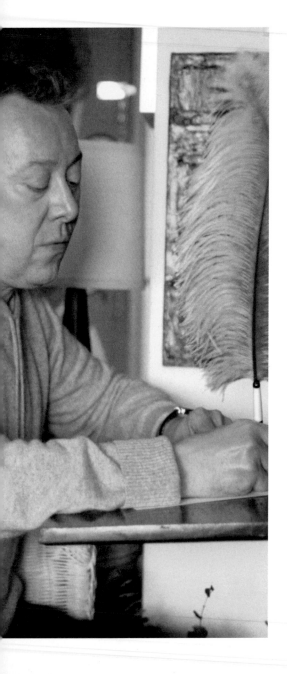

Denys Paris

UN HOMME... ET SA TUMEUR

Pour faire le métier de comédien, il faut être doté d'un courage à toute épreuve. Dans ce milieu où se côtoient précarité et insécurité, seuls les plus persévérants et ceux dont l'instinct de survie est inébranlable demeurent. Denys Paris est de cette famille-là. Sa grande force morale lui a bien servi lorsqu'en 2002, il prit la décision de subir une mammectomie du sein gauche.

Atteint d'une gynécomastie unilatérale, ce qui est souvent causé, chez l'homme, par un cancer du sein, il a subi une radiographie puis une biopsie afin d'en connaître la source exacte. Ces examens allaient révéler la présence d'une tumeur maligne au stade 0, qu'on appelle cancer du sein in situ. Son médecin lui conseilla fortement d'extraire la masse le plus tôt possible, ce qu'il fit sans crainte ni hésitation.

Environ cinq ans plus tard, la gynécomastie attaque son sein droit, l'obligeant à repasser sous le bistouri même si aucune masse n'est présente dans son sein. Cette fois, malheureusement, son corps décida de réagir autrement. Rapidement après la mammectomie, en salle de réveil, M. Paris eut l'impression de se sentir mourir... Un hématome s'était formé sous la plaie, exerçant une pression sur ses poumons et sur son cœur, abaissant son rythme cardiaque à 38... Sans une intervention d'urgence, il se serait endormi pour ne plus jamais se réveiller.

Bien que finalement hors de danger, il n'était pas au bout de ses souffrances. En effet, un affaissement de la chair entourant le mamelon l'obligea à recourir à la chirurgie esthétique en février 2008. Cette fois, après l'intervention, il fut victime d'une hémorragie interne et le seul moyen d'extraire tout le sang était de lui enfoncer un drain dans la plaie... à froid !

Ces souffrances, il confie qu'il en avait besoin comme d'une gifle en plein visage. Humainement, il avait le choix de devenir amer, aigri ou de devenir un être de compassion. Il a choisi la lumière et me l'a transmise de tout son cœur pendant notre rencontre. Il souhaite maintenant que la lumière rayonne dans la noirceur des tabous entourant le cancer du sein chez les hommes. Ceux qui traversent cette épreuve doivent prendre leur place, en parler et surtout constater que le cancer du sein n'est pas une maladie réservée aux femmes.

Entre deux imitations de Denise Filiatrault et de Janine Sutto, il raconte avec nostalgie ses mastectomies. « On perd une partie de soi. Pas comme un deuil, mais tu sais que quelque chose n'est plus là. J'aurais voulu éviter les effets secondaires atroces et être comme tout le monde. » Il a raison. Il n'est pas comme tout le monde. Car tout le monde n'a pas cette maturité dont il a fait preuve devant l'insurmontable. Non, monsieur Paris, vous n'êtes pas comme tout le monde et c'est votre unicité qui fait de vous une personne de cœur, de ténacité et de courage.

LA GYNÉCOMASTIE

La gynécomastie est un développement excessif des glandes mammaires chez l'homme, très fréquente au moment de la puberté. Elle peut se développer dans les deux seins ou dans un seul à la fois, de façon symétrique ou non. Lorsqu'un seul sein se développe, ce qui est très rare, on recherche systématiquement la présence d'une tumeur.

Le sein de l'homme, comme celui de la femme, est réceptif aux stimulations hormonales. Cette croissance anormale des glandes mammaires peut être congénitale ou due à la prise de certains médicaments, à une maladie ou à une tumeur, comme dans le cas de M. Paris.

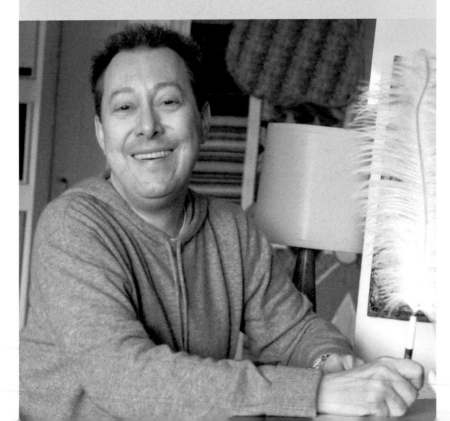

Lettre de M. Denys Paris

Montréal, ce 1er mai 2008

Cher sein gauche et cher sein droit,

Dans le cadre de votre disparition, j'ai vécu ce qu'on appelle une gynécomastie. Un sein qui se développe chez l'homme généralement adolescent. D'abord toi, mon gauche, tu t'es développé en 2001, et j'avais quarante-sept ans. Ta croissance s'est accompagnée d'une petite amie tumorale qu'on n'a pas laissée devenir cancéreuse. Tout s'est bien passé en anesthésie locale. Cinq ans plus tard, mon état des lieux, cher sein droit, était beaucoup plus compliqué. En salle de réveil, après ton départ, avec un battement cardiaque de 38 pulsations par minute, j'ai ressenti une vive douleur à la poitrine et je me sentais mourir. On m'a ramené d'urgence en salle d'opération où j'ai dû subir une autre anesthésie générale pour m'extirper un hématome de 700 cc, « gros comme une balle de base-ball ». C'était comme si on m'avait arraché un autre sein...

Une guérison lente m'a laissé une configuration atrophiée et défigurée du côté droit. Cher sein droit, ce drainage à la suite de ton départ m'a laissé un vide autour du mamelon. La correction des lambeaux que le plasticien me propose semble être la plus adéquate des interventions. Pas d'hématome pour cette intervention, mais une hémorragie qu'on doit drainer à froid, faute de place à l'hôpital en salle d'opération... Ouf! Aïe! Crisse que ça fait mal... Depuis votre départ, aucune femme ne peut soupçonner à quel point je peux lui être empathique. Cette correction de lambeaux qui a la prétention de te remplacer, cher sein droit, qui se développe et qui peut cacher des lésions facilement chez l'homme n'est pas encore concluante... C'est à suivre...

Je vous aime... et vous renvoie toutes les caresses et les baisers que vous avez reçus avant votre départ...

Avec toute mon affection,

Denys

Christian Fortin
et Carole Séguin

UNE PATIENTE

Lorsque j'ai contacté le Dr Christian Fortin, celui que nous voyons souvent à la télévision ou dont nous entendons la voix sympathique à la radio, j'étais persuadée que s'il connaissait bien quelqu'un à qui rendre hommage, il n'aurait certainement pas le temps de le faire. Ce médecin, qui possède également une maîtrise en santé publique ainsi qu'une expertise en oncologie, avait sûrement des vies à sauver quelque part. Pourtant, cet homme qui travaille en collaboration avec la Société canadienne du cancer pour faire connaître le dépistage du cancer du sein et qui donne souvent des conférences auprès de médecins a répondu par l'affirmative à mon invitation en déclarant : « J'ai une formation médicale, une formation spécialisée et surtout un intérêt pour cette cause qu'est le cancer du sein. Ma mère en a été atteinte. »

Il avait choisi de rendre hommage, à ma grande surprise, à une de ses patientes, Mme Carole Séguin. Puisqu'il est son médecin de famille depuis quelques mois seulement, ce n'est pas lui qui a annoncé à Mme Séguin qu'elle avait un cancer du sein, mais il coordonnait l'ensemble des soins qu'elle devait recevoir.

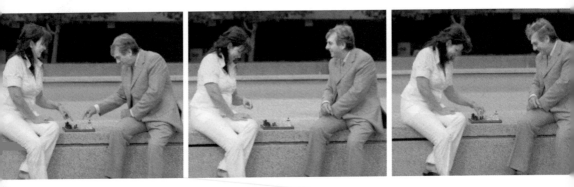

ENCOURAGER LE DÉPISTAGE

Le Dr Fortin a d'abord accepté de collaborer à ce livre pour encourager les femmes à faire partie du Programme québécois de dépistage du cancer du sein, qu'il considère essentiel. « Malgré le programme québécois de dépistage, dit-il, le taux de participation varie d'une région à une autre. À Montréal, par exemple, le taux est parmi les plus bas. C'est important de sensibiliser les femmes au dépistage parce que plus vite on dépiste un cancer, plus vite on peut le traiter. Les femmes reçoivent une lettre à partir de cinquante ans, aux deux ans. Je pense que tous ces témoignages motiveront les femmes à passer des mammographies. »

Ce spécialiste en santé publique affirme également que l'auto-examen des seins est primordial à titre préventif. « L'AES est important pour qu'une femme connaisse ses seins, car s'il arrive quelque chose, comme dans le cas de Mme Séguin, elle va être la première à le voir. Même si le diagnostic ne s'est pas fait simplement, Mme Séguin a pris tous les moyens pour se faire aider, elle a été courageuse et déterminée. Parce qu'il y a des femmes qui auraient arrêté au premier médecin, qui aurait dit que ce n'était rien... Quand une femme croit qu'il y a quelque chose de suspect, tant qu'elle n'a pas un diagnostic précis, elle ne doit pas lâcher. Mme Séguin a été tenace et ça a fait toute la différence. »

Encourager les femmes à faire les tests de dépistage, le Dr Fortin croit que c'est le rôle des hommes. « Le chum est là pour la stimuler à se faire dépister de façon plus précoce s'il y a des facteurs de risque, comme d'autres femmes atteintes dans la famille, ou si elle a déjà eu des lésions (bosse, anomalie) au niveau d'un sein. Certaines femmes pensent à tort que la mammographie est un examen douloureux et ne veulent pas s'y soumettre. C'est le rôle du conjoint de la convaincre d'y aller. »

Cet homme sensible à la cause du cancer du sein parle aussi des enjeux de société, c'est-à-dire de la nécessité de faire fonctionner le plus adéquatement possible le programme de dépistage afin d'obtenir un taux élevé de participation des femmes,

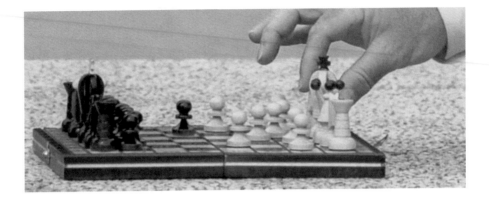

soit de 80 % et plus. « Il faut aussi rendre les nouveaux traitements accessibles rapidement. La médecine évolue à une vitesse folle, les nouveaux traitements aussi, c'est difficile de rendre ça accessible à tous les médecins. Il manque de coordination. Il n'y a pas d'expertise qui est centralisée, pas comme en Ontario où il y a des centres d'expertise en oncologie. Par exemple, si une personne est atteinte d'un cancer rare et qu'il existe seulement deux ou trois experts au Québec traitant ce type de cancer, et qu'il est dans un grand centre, la personne qui se rend dans un hôpital où il n'y a pas d'expert n'aura pas le même niveau d'expertise que si elle consulte dans un centre où se trouve l'expert. Au Québec, l'expertise est dans les hôpitaux universitaires et chacun a sa spécialité. Si nous avions des centres d'expertise en oncologie, ça faciliterait la coordination des soins, car l'oncologie est un domaine très spécialisé. Il faut se faire dépister, mais il faut que le corps médical soit ensuite capable de donner les soins. »

Se basant sur des études scientifiques, le Dr Fortin a été un des premiers à se battre sur la place publique pour démontrer qu'il faut traiter le cancer de façon précoce. Et que tout retard dans les traitements du cancer du sein augmentait le taux de mortalité. Il a réussi à faire évoluer le dossier et continuera certainement à le faire avec beaucoup d'engagement.

LE PARCOURS IDÉAL

Mme Carole Séguin avait passé une mammographie de routine en avril 2007. Les résultats étaient normaux. Pourtant, en septembre, du jour au lendemain, son sein gauche était lourd et lui faisait mal. « C'était rouge et enflé. J'ai décidé de faire confiance à mon intuition et de demander des examens plus poussés. On a découvert un carcinome canalaire in situ, soit un cancer des canaux galactophores. »

« La radiologiste croyait que j'avais un cancer invasif à cause de l'abcès qui embrouillait les résultats. On m'a alors enlevé la moitié du sein. J'étais rassurée, je me disais : OK, c'est fini. Mais quand on m'a annoncé que ça ne fonctionnait pas et qu'il fallait qu'on l'enlève au complet, j'ai eu un deuxième deuil à faire. J'avançais alors vers quelque chose que je ne contrôlais pas. Le facteur anxiogène est pire lorsque tu attends les résultats… Tu penses à la mort… »

C'est donc en janvier 2008 que cette dame de cinquante-trois ans a subi une mastectomie complète. Pendant l'intervention, trois chirurgiens ont procédé à l'ablation et à la reconstruction de son sein par la technique du TRAM *flap*. Et puisque le cancer était localisé au niveau des canaux galactophores seulement, elle n'a pas eu de traitements de chimiothérapie, ni de radiothérapie, ni aucun médicament.

« Quand on m'a enlevé le sein, c'était comme si on m'enlevait mes problèmes. En fait, c'est paradoxal : j'ai plus l'impression d'être moi-même maintenant que je n'ai plus de sein et qu'il est reconstruit que lorsque j'avais mon propre sein. L'important, c'est d'avoir une résilience par rapport à sa maladie et de transformer l'épreuve qui nous arrive en quelque chose de positif. »

Carole a aussi acquis cette capacité de remercier la vie. « Je me sens privilégiée d'avoir eu les bonnes ressources au bon moment. D'avoir eu un bon conjoint. J'ai compris que j'étais beaucoup plus aimée que je le pensais. Tout cet amour a changé mon rapport avec la vie. Je suis plus sereine aussi. Quant à la mort, ça arrivera quand ça arrivera, mais en attendant, je vis ! »

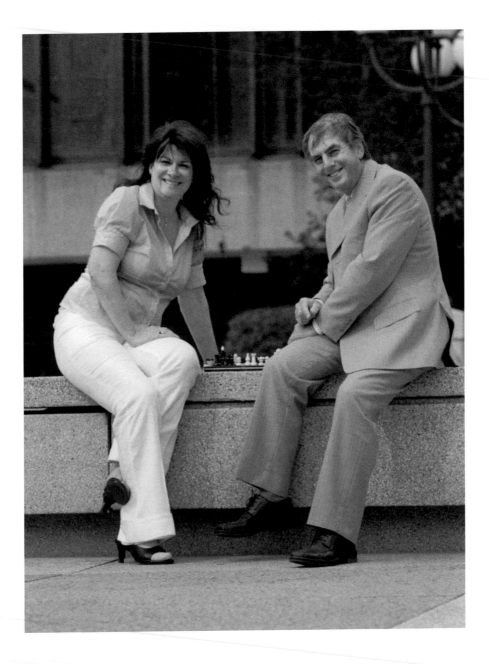

Lettre hommage du Dr Christian Fortin

Chère Madame Séguin,

Que ce soit à travers ma pratique et mes conférences ou par le biais de mes interventions médiatiques, je cherche à informer tout autant qu'à responsabiliser. Car, au-delà de la connaissance, nous oublions que notre succès face au cancer du sein, comme face à la plupart des maladies, est souvent tributaire d'une prise en charge rapide et de persévérance, de la part autant du patient que du personnel soignant.

Vous êtes, madame, un exemple probant de cette réalité. Vous avez écouté votre corps, votre instinct, et vous avez cherché rapidement l'aide dont vous aviez besoin. Vous êtes pour moi un modèle à suivre, à partager. Vous vous êtes placée au centre de votre combat, comme tout bon joueur d'échecs. Après avoir été sous le mat, vous avez battu votre cancer et remporté un avantage décisif.

Je tiens ici à souligner votre détermination exemplaire, votre ouverture d'esprit et votre capacité à donner un sens à ce qui vous afflige. Vous avez tendu l'oreille aux divers avis médicaux, vous avez laissé vos proches vous soutenir et vous avez su tirer de cette dure épreuve des leçons qui vous ont fait grandir en tant que femme.

Madame Séguin, conseiller et travailler avec des gens comme vous font de mon métier l'un des plus valorisants qui soient. Laissez-moi vous témoigner toute ma gratitude et toute mon admiration.

Dr Christian Fortin

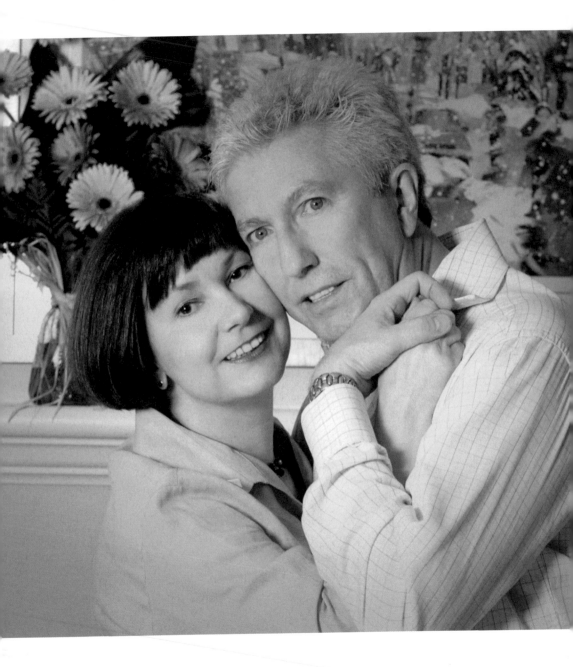

Gilles Duceppe
et Yolande Brunelle

UNE ÉPOUSE

C'est M. Duceppe qui m'a ouvert la porte de sa résidence, endroit chaleureux et accueillant, tout comme mes hôtes. J'ai eu un regard sur l'homme politique pendant à peine quelques secondes, puisque j'ai rapidement rencontré un homme et une femme, un mari et son épouse. M. Duceppe tenait à témoigner à sa femme tout l'amour qu'il éprouve pour elle en partageant leur propre histoire avec le public, mais surtout avec toutes celles et ceux qui vivent l'épreuve du cancer du sein. Il a été entièrement à ses côtés, tout près d'elle pendant cette lutte, découvrant ainsi l'immense confiance que son épouse porte en la vie. Il avoue même qu'il devrait s'inspirer de la vision positive qu'elle a en toute chose et en tout temps.

Nous nous sommes assis au salon, puis nous avons abordé l'épreuve traversée. Je m'attendais à ce que M. Duceppe prenne la parole comme l'homme ferme et solide que nous connaissons, mais c'est Mme Yolande Brunelle qui s'est exprimée la première avec tant d'éloquence que je ne pouvais qu'être fière d'être avec eux. « À l'été 2003, Gilles et moi sommes en vacances à Paris au moment où je découvre cette bosse au sein gauche, malgré une mammographie passée en mars 2003. Au retour du voyage, le diagnostic tombe : le cancer du sein ! Le 29 août 2003, ma vie bascule ! Tout semble s'écrouler ! Mais je ne suis pas seule. À l'automne, je viens d'être nommée adjointe à la direction d'une école primaire. Je fais la rentrée scolaire et je quitte mon poste le 9 octobre 2003, la veille de mon opération. Je ne reviendrai que le 8 mars. Puis, c'est le début d'un long et pénible processus de traitements de chimiothérapie qui commence. Affaiblie et malade, je me sens complètement inutile. À part le congé de maternité, c'est la première fois en trente ans que je suis en arrêt de travail. »

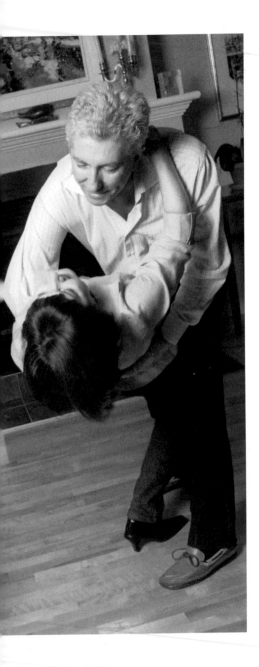

LA FORCE DE LA RÉSILIENCE

Cette capacité de rebondir après toute épreuve, cette volonté d'y trouver une raison de se dépasser, elle la porte en elle et a su la transmettre à son conjoint et certainement à ses enfants. Le cancer du sein, c'est son combat à elle, qu'elle a partagé avec ses proches. La résilience coule dans son sang. Sa force et sa détermination, son mari en a fait l'éloge, tout en posant sur elle un regard aimant et admiratif.

Mariés depuis trente ans, ils se sont prêtés au jeu de la séance photo et y ont trouvé un plaisir fou, dans cette ambiance décontractée. M. Duceppe a allumé le feu dans le foyer, a mis un disque de Piaf et s'est avancé vers son épouse pour la faire danser contre lui, doucement, sur les airs de *La Vie en rose*. J'appréciais leur complicité, leurs éclats de rire et leur amour à travers mon objectif. Je vivais un grand moment de tendresse et j'aurais pu les contempler pendant des heures, en enviant jalousement leur bonheur. Le cancer du sein aurait pu les séparer. Je sais qu'il a rendu leur amour encore plus fort.

LA BEAUTÉ SANS SES CHEVEUX

Jamais elle ne s'est apitoyée sur son sort, gardant constamment la tête haute. En raison de traitements de chimiothérapie, Mme Brunelle a dû vivre avec un de leurs effets secondaires les plus courants : la perte des cheveux. «Quelle horreur! J'ai décidé rapidement de les raser pour éviter le supplice de les voir tomber un peu plus chaque jour. J'enfile une perruque pour retrouver un peu de ma féminité. Le coco rasé ne me convient pas du tout! Ça durcit mes traits et je déteste me voir ainsi! Gilles s'évertue à me dire qu'il me trouve belle et sensuelle. Sa douce présence me rassure et son amour inconditionnel me réconforte. Heureusement qu'il est là, ce complice de toujours!»

Tout en détruisant les cellules cancéreuses, les traitements de chimiothérapie peuvent aussi bloquer l'activité des cellules souches qui fabriquent les cheveux. Certains agents anticancéreux bloquent le processus de division des cellules souches en cellules filles, lesquelles cessent de naître et de se multiplier, causant la chute des cheveux un peu après le début des traitements. Par contre, les cellules souches n'étant pas détruites, l'activité cellulaire reprend dès la fin du traitement et les cheveux se remettent à pousser.

Mme Brunelle reprit le travail le 8 mars 2004. «C'était un peu rapide, mais je voulais sortir de la maladie. J'ai même fait la campagne électorale avec Gilles, en juin 2004. Il fallait me voir tenir ma perruque aux Îles-de-la-Madeleine pour qu'elle ne s'envole pas au vent! C'est un beau souvenir… Je n'ai jamais hésité à parler de cette période de ma vie, car je suis persuadée que c'est la meilleure façon de créer de l'espoir auprès de celles qui luttent contre la maladie. On peut vaincre le cancer et voir à nouveau la vie en rose!…»

Lettre hommage
de M. Gilles Duceppe

Chère Yo,

Je me souviens de ce soir d'août 2003 à Paris quand tu as découvert une bosse à ton sein gauche. Tu m'as dit ne pas être inquiète. Moi, je l'étais. Tu avais passé ta mammographie en mars, ce n'était sûrement qu'un kyste. De retour à Montréal, au CLSC, on t'a dit de ne pas t'inquiéter. Mais voilà, ce n'était pas qu'un kyste.

Tu m'as appelé et tu as prononcé les terribles mots : « J'ai un cancer au sein. » Un choc. Un choc pour toi, un choc pour moi, un choc pour nous deux, un choc pour Amélie et pour Alexis. Tu as pensé au pire et moi aussi. Puis, tu t'es battue. Tu as toujours été une combattante et tu le seras toujours. Tu m'as inspiré, m'as redonné confiance.

J'ai fait de mon mieux pour t'aider. Mais j'avais peur. Je ne sais combien de nuits je t'ai regardée dormir. J'étais incapable de dormir, impuissant devant le destin. Mais ta détermination m'a motivé. Tu as cessé de travailler pour quelques mois. Mais tu as poursuivi tes études à l'université, malgré la chimio et la radiothérapie. Tu es forte. Je t'admire. J'ai surtout réalisé que je t'aime encore plus, pour plus longtemps.

Je t'aime.

Gilles

| PHRASE MOTIVATRICE :
« Il faut combattre son impuissance
en apportant de l'amour ; alors les choses
peuvent s'arranger. »

« Gilles s'évertue à me dire qu'il me trouve belle et sensuelle. Sa douce présence me rassure et son amour inconditionnel me réconforte. Heureusement qu'il est là, ce complice de toujours ! »

Parole aux survivantes du cancer du sein

Durant toutes les étapes de votre cancer du sein, qu'auriez-vous aimé vivre ?

« J'aurais aimé que, pendant mes cinq mois de traitements, quelqu'un me donne un coup de main avec la vaisselle, le lavage et la préparation des repas. Ça semble banal, mais j'aurais pu me reposer un peu plus. »

« Comme j'étais seule, je ressentais plus le manque de soutien d'un partenaire de vie. Souvent, je me réveillais la nuit et je fantasmais sur l'idée qu'un homme me prenne dans ses bras et me serre fort, juste pour être rassurée. J'aurais eu envie d'être rassurée par quelqu'un de significatif dans ma vie. »

« J'aurais aimé que la vie continue comme avant, mais le mot cancer affectait aussi les autres. »

« Certaines personnes m'ont dit de leur téléphoner si j'avais besoin d'aide. J'aurais préféré qu'elles m'aident diligemment, de leur propre initiative. Avec la maladie, on a déjà l'impression d'être un fardeau pour les autres, donc les probabilités qu'on appelle à l'aide sont très minces. »

« J'aurais aimé que les gens soient vrais avec moi, qu'ils soient capables de parler autant de ma maladie, de mon pronostic difficile que de choses banales. J'aime lorsque les gens restent vrais malgré les difficultés de la vie. »

« Je ne voulais pas que les gens changent autour de moi. »

« J'aurais vraiment aimé que les gens me posent des questions et me parlent de ce que je vivais au lieu de me dire que j'avais l'air bien et que je devais aller mieux. »

« De m'encourager en me disant qu'après un cancer du sein, la vie continue. »

« J'aurais aimé que quelqu'un soit plus présent pour ma fille. Lui épargner ma souffrance. J'aurais souhaité être plus dorlotée et ne pas avoir à faire semblant que tout allait bien. »

« Dans un monde idéal, pour passer plus facilement à travers les différentes étapes de la maladie, j'aurais aimé avoir du temps pour discuter avec le personnel médical et du temps pour réfléchir sur ma démarche personnelle vers la guérison. »

« Ce que j'aurais aimé ne concerne pas directement les autres. J'ai toujours entretenu l'image d'une femme forte. J'aurais aimé me donner la chance d'être vulnérable, plus fragile, lorsque j'en avais besoin. Je ne voulais tellement pas être une victime… mais j'avais tant besoin des autres… »

« La plupart des gens ont bien réagi. Mais certains ne me parlaient plus, sans doute parce qu'ils ne savaient pas quoi dire. J'aurais aimé qu'ils osent me parler. Ça peut être difficile de demander comment ça va quand on sait que la personne ne va pas bien, mais… »

« Autour de moi, les affaires plates comme un cancer, on n'en parle pas. C'est poche, hein ? Pourtant, j'aurais tellement apprécié qu'on me pose des questions au lieu de présumer que j'étais assez forte pour passer au travers toute seule… »

Parole aux survivantes du cancer du sein

Selon vous, quelle est la place des hommes dans la lutte contre le cancer du sein ?

« Nous offrir un regard différent et complémentaire. »

« Juste être là. Qu'ils ne se sentent pas obligés de demander comment on va. De savoir qu'ils aient envie qu'on soit là, ça, c'est nourrissant. »

« D'épauler sa conjointe jusqu'au bout… Je ne peux en dire plus, car chaque couple est à un stade de vie amoureuse qui peut être très fragilisé par une nouvelle aussi bouleversante que peut être le cancer du sein. »

« Être présent, tout simplement ; nous tenir la main et surtout continuer à nous aimer. On a besoin de sentir une compassion, une sorte de chaleur au cœur. »

« Que les hommes aident les femmes à rester femmes, qu'ils les aident à continuer de se sentir belles et désirables. Avec le cancer du sein, nous perdons une grande partie de notre féminité et les hommes peuvent nous la faire regagner. »

« Être là, sans préjugés. Même s'il y a des changements physiques, on est toujours la même personne. »

« Avoir un homme dans sa vie qui se cramponne avec toi pour passer au travers d'une épreuve est la chose la plus positive que la maladie puisse t'apporter. L'amour est une belle douceur quand la tempête fait rage. »

« Ils ne l'ont pas facile. Le cancer, c'est une période de grand stress pour celle qui le subit, mais aussi pour tous les autres autour. Je crois qu'il faut savoir réconforter sans se raconter des histoires, et être aux visites médicales s'il y a un risque d'apprendre une mauvaise nouvelle… »

« Pour moi, le cancer du sein n'était pas une maladie de femme, mais d'humain. Je ne me suis pas sentie attaquée dans ma féminité. Mais c'est le cas de plusieurs femmes. Je crois que c'est à ce niveau qu'est la place des hommes dans la lutte contre le cancer du sein. D'offrir à ces femmes une autre perspective sur la beauté et l'attirance. »

« Ils ont une place importante puisque tous les hommes sont touchés par cette maladie qui affecte soit leur mère, leur sœur, leur conjointe, leur amie, leur fille… C'est à nous de nous ouvrir à eux afin qu'ils se sentent inclus dans nos souffrances. »

« Je crois que les hommes qui sont pères ont un rôle capital à jouer, au quotidien. Qu'il s'agisse de sécuriser l'enfant face à la crainte de perdre sa première source d'amour, c'est-à-dire sa mère. Mais aussi de sécuriser la mère qui ne se sent peut-être plus en mesure de protéger ses enfants. De la mettre, elle aussi, en confiance. De soutenir par l'action. »

« La place des hommes est très, très grande. Au niveau de la sexualité, jamais je n'ai vu dans les yeux de mon conjoint que je n'étais pas belle ou que je devais me faire refaire le sein. Mon sein avait pourtant changé : il manquait un morceau et j'avais une cicatrice… J'ai vraiment un mari extraordinaire ! »

« Parlez avec votre femme ! Votre rôle est de faire de la prévention… Le cancer du sein en est un très émotif et je pense qu'il y aurait moyen que les hommes nous aident à dédramatiser. On veut qu'ils soient forts pour nous. »

François Paradis
et Manon Sylvain

UNE AMIE, SA COIFFEUSE

Manon fut la coiffeuse de l'épouse de M. Paradis pendant plusieurs années. Puis, alors qu'il présentait une émission de télé sur la dangerosité des produits de coiffure sur les fœtus, Manon, enceinte de sa fille, avait été invitée sur le plateau. Elle deviendra par la suite sa coiffeuse personnelle et lui confiera ses états de santé souvent fort précaires.

Selon M. Paradis, la place des hommes dans la lutte contre le cancer, non seulement du cancer du sein mais de tous les cancers, est le côte à côte : « Il faut dire bravo à celles qui veulent témoigner et partager leurs souffrances, leurs angoisses, leurs inquiétudes s'il y en a. L'homme doit être une oreille attentive. Et ce n'est pas facile pour les conjoints. Je sais qu'à travers ces épreuves-là, il y a des couples qui se déchirent, des conjoints qui sont incapables de supporter ce que tout cela engendre. Tu ne peux pas non plus obliger l'autre à avoir le courage de se battre aussi. Dans le meilleur des mondes, tu as de l'empathie, de la compassion et de l'écoute active. Tu dois respecter celle qui veut en parler mais aussi, malheureusement, comprendre celui ou celle qui est incapable de soutenir la personne malade. On demande bien sûr à la personne malade comment elle va, mais on doit également se préoccuper des gens autour qui souffrent en silence. »

LES SOUCIS DE LA VIE

En 2000, âgée de trente-quatre ans, Manon découvrit une bosse à son sein gauche. Son gynécologue ne s'en inquiéta pas, sauf qu'une semaine plus tard, le mamelon se rétractait par l'intérieur et la bosse avait déjà grossi. À la clinique de dépistage, on le prit au sérieux. Quelques jours plus tard, elle eut les résultats : « On m'a annoncé

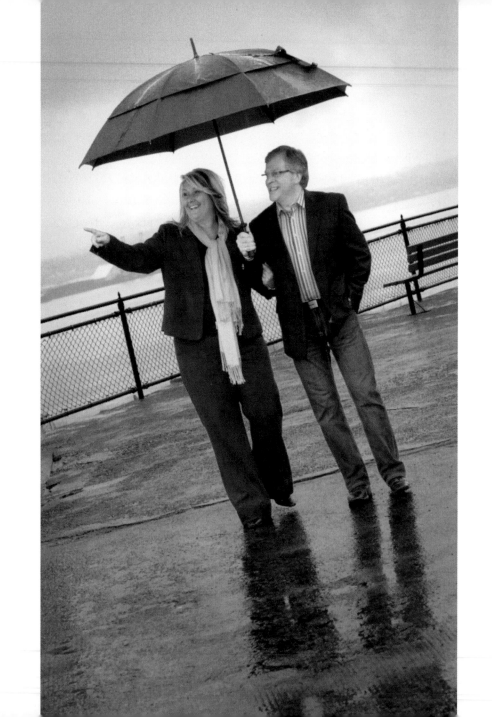

que j'avais des cellules anormales. Quand ça t'arrive, t'es pas là. Mon cerveau n'écoutait plus. Comme je suis travailleuse autonome et que le mois très achalandé de décembre arrivait, je voulais attendre la fin de l'année avant de me faire opérer pour la mastectomie partielle... J'avais un cancer hormono-dépendant très agressif et les traitements ne pouvaient attendre. »

Comme il fallait faire vite vu le stade III de son cancer, la mastectomie eut lieu un 4 décembre. Ne pensant qu'à retourner travailler, Manon reprit le boulot seulement deux jours après sa chirurgie, provoquant ainsi une inflammation importante de son sein.

En 2002, son urologue crut à tort qu'elle avait un cancer du rein... L'endométriose lui causant une insuffisance rénale, elle dut se faire enlever un rein. En tant que travailleuse autonome, elle n'arrivait même pas à trouver une compagnie d'assurances qui aurait pu alléger ses soucis financiers.

Manon ne veut pas minimiser les problèmes des autres, mais disons que, après ce qu'elle a vécu, les tracas de la vie de tous les jours ne l'affectent plus le moins du monde : « Une femme choyée financièrement est venue au salon. Je lui ai annoncé que je devais m'absenter à cause de mon cancer du sein... Elle a aussitôt retourné la conversation vers elle... Je dois écouter les problèmes de mes clientes qui prennent parfois des dimensions surréalistes... Je ne vis plus seulement pour plaire aux autres. Ça, je ne le faisais pas avant... J'aime la vie, parce que la vie, c'est moi. »

Manon employait le terme LE cancer du sein au lieu de MON cancer du sein : « Cette maladie ne m'appartient pas et ne m'a jamais appartenu. Elle a été de passage dans ma vie, mais ça ne fait pas partie de ma vie. » Heureusement, elle avait un conjoint qui a contribué à lui donner la force de passer au travers.

« Je pense qu'il n'y a pas de phrase miracle pour encourager une personne atteinte de cancer… Tout ce qu'on peut faire est l'écouter, être attentif et la serrer dans ses bras si on en a la force. Et s'il y a une larme qui coule, on peut l'essuyer. »

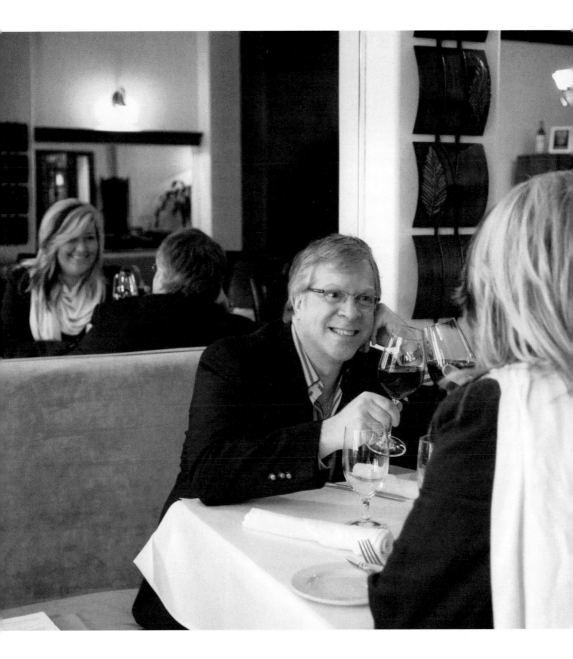

Lettre hommage de M. François Paradis

Salut Manon,

Habituellement, Manon, c'est celui ou celle qui prend place sur la chaise de la coiffeuse qui se confie. Cette fois, c'est à ton tour de me rendre accessible un chapitre de ta vie. Ta Vie en majuscule, car cette vie, tu la chéris, tu la protèges. Tu aimes la vie, me disais-tu, et tu ajoutais, sans prétention, « je suis la vie ».

C'est sûrement grâce à cette fougue que tu as fait un pied de nez à la maladie, et pourtant, le scénario n'était pas optimiste.

Femme courageuse, face aux épreuves, tu n'avais pas le choix, ajouteras-tu. On a toujours le choix, Manon. On peut baisser les bras ou porter sa garde haute. Tu t'es d'abord battue pour toi, mais aussi et beaucoup pour ceux qui t'entourent. Que tous tes clients et clientes le sachent. Alors que le diagnostic tombait, tu t'inquiétais pour ton carnet de rendez-vous.

Bref, tu as vaincu le cancer. Je dis bien LE cancer et non pas TON cancer. Tu me dis haut et fort que ce cancer n'était pas le tien. Tu n'en voulais pas.

Aujourd'hui, tu demeures confiante, mais vigilante, car la médication fait encore partie de ta vie, protocole de recherche oblige.

En somme, Manon, je salue ta détermination, ton courage, ton sourire et, par ta présence, je rends hommage à Mélanie, Monique, Louise, à toutes ces femmes qui ont combattu avec foi et courage comme toi, mais qui, pour certaines d'entre elles, ont perdu leur combat.

Je salue également les progrès de la recherche, car ils sont notables. Je me réjouis pour chaque être humain qui pourra prendre la parole et prouver que rien n'est impossible.

J'accueille ton message pour tous ceux et celles qui préfèrent garder le silence et je te souhaite de demeurer celle que tu es. Une battante qui aime la vie.

François

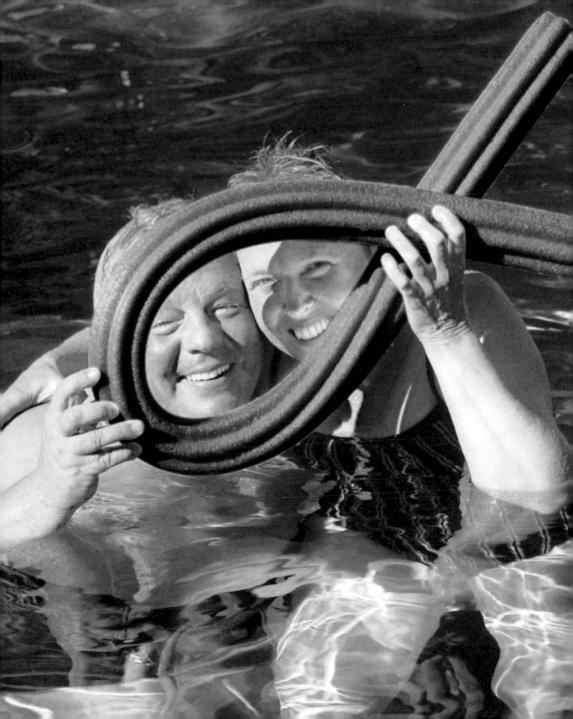

Luc Senay
et Gabrielle Couture

UNE AMIE

M. Luc Senay et Mme Gabrielle Couture se connaissent depuis l'époque du secondaire. Tous deux originaires de Granby, ils se côtoyaient de temps à autre dans des endroits comme la Maison des jeunes. Par la suite, ils se sont un peu perdus de vue puisque M. Senay a quitté la ville, mais ils ont renoué grâce à une amie commune.

Lorsque j'ai contacté M. Senay pour lui présenter le projet, il était très enthousiaste à l'idée de rendre hommage au courage de son amie. Par contre, Gabrielle Couture préférait rester dans l'ombre, ne désirant pas étaler son histoire au grand jour. À la demande de son ami, elle a fini par accepter de me rencontrer au soleil du mois d'août dans le magnifique paysage de la région des Cantons-de-l'Est.

Cette femme discrète et réservée découvrit une masse à un sein après avoir éprouvé une douleur aux deux seins, une douleur semblable à celle ressentie en début de grossesse, souvent le signe d'un cancer sensible aux œstrogènes. Elle n'avait que quarante-neuf ans. S'ensuivirent des traitements de chimiothérapie, de radio-thérapie et d'hormonothérapie… Toutefois, ce n'est pas l'aspect technique de la maladie que j'ai retenu de l'histoire de Gabrielle, mais plutôt le côté humain de cette femme qui met toujours les autres à l'avant-plan. C'est ainsi qu'elle me raconta à quel point elle était reconnaissante envers les techniciens en oncologie et toutes les équipes multidisciplinaires qu'elle a rencontrées en cours de traitement. Elle a côtoyé des gens chaleureux, compatissants et qui avaient un énorme respect du patient. Gabrielle, à qui son ami Luc rend ici hommage, tenait à son tour à rendre hommage à ceux et celles qui ont croisé sa route depuis l'annonce d'un cancer du sein jusqu'à maintenant. Aussi à ses proches, dont la générosité spontanée, le respect et l'empathie l'ont grandement aidée.

Lettre hommage de M. Luc Senay

L'ALGUE BLEUE DE TON LAC

Chère amie,

Je te croyais à l'abri de tout mais je me suis trompé. Même avec ton énergie débordante, tu demeures vulnérable. Même avec ton hygiène de vie impeccable, tu es vulnérable.

Cette algue bleue de ton lac, cancer sans raison, te confronte à la survie. Pourquoi ? Quelle folie que cette histoire ? Te voilà trempée dans un bain de sursis. Un je-ne-sais-pas-quand... Pire encore, c'est du côté de ton cœur. Toi qui l'as gros comme la terre. Franchement, je cherche dans les recoins de mes inquiétudes la manière la plus juste et ludique de te dire ce que je ressens... Pas facile... Je me lance... Tu sais ce que j'en pense ? Qu'il y a toutes sortes d'expériences dans la vie. Que celle-là est la tienne et celle de tous ceux et celles qui t'aiment.

Je crois que la vlimeuse de vie nous place sur des sentiers que nous n'aurions jamais empruntés. Parfois, elle est belle, la vie, parfois elle est éprouvante, et parfois, elle est nulle à chier. Elle nous dit : Mes amis, vous vous imaginez peut-être que les choses vont se passer sans peur, mais non, non ! Vous allez avoir peur. Par exemple, moi, j'ai peur. J'ai peur que tu t'en ailles avant le temps... Le temps normal, je veux dire, le temps du vieillissement.

Aujourd'hui, je nous regardais jouer dans l'eau comme des ti-culs sans âge, je me sentais rassuré. Nos rires et nos niaiseries étaient teintés de dérision. L'espace d'un moment, nous avons défié le temps. Nous avons baigné dans une eau sans algue.

Sache que je ne demande pas grand-chose à la vie. Je lui demande seulement et simplement de nous laisser le bonheur de jouer dans l'eau... Encore longtemps.

Longue vie à mon amie, longue vie à Gaby.

Luc

| MOT À BANNIR :

Impossible.

L'HORMONOTHÉRAPIE

Dans environ deux tiers des cancers du sein, les cellules tumorales sont sensibles aux œstrogènes, stimulant ainsi la prolifération de ces cellules. Les cellules cancéreuses présentes dans le corps de Gabrielle étaient sensibles non seulement à ce type d'hormone mais également à la testostérone. Lorsque tel est le cas, on dit qu'il s'agit d'une tumeur à récepteurs hormonaux positifs.

Si les cellules cancéreuses ont des récepteurs d'œstrogène, un traitement d'hormonothérapie peut être donné afin de neutraliser les effets de l'œstrogène, ce qui empêchera les cellules cancéreuses de se développer.

Les médicaments hormonaux peuvent être administrés sous forme d'injections ou de comprimés, comme c'est le cas pour le tamoxifen, qui doit être pris, le plus souvent, pendant cinq ans.

Les effets secondaires d'une hormonothérapie comme le tamoxifen ressemblent aux symptômes éprouvés lors de la ménopause : bouffées de chaleur, pertes ou irritations vaginales, menstruations irrégulières. Bien que ces effets disparaissent souvent au terme du traitement, il peut arriver que la ménopause s'installe définitivement chez les femmes ainsi traitées.

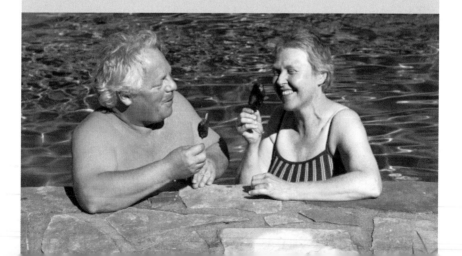

Stéphane Fallu
et Louise Beaudoin

UNE FAN

Stéphane Fallu a été infirmier pendant plus de neuf ans avant de devenir humoriste. Un travail qui lui faisait côtoyer des gens gravement blessés. «J'ai vu les gens évoluer à l'hôpital, mais après leur retour à la maison, je n'ai jamais su comment ils continuaient leur route. Le fait de rencontrer Louise, ça m'a rassuré sur la phase "postmaladie". Elle s'est prise en main et elle m'a confirmé qu'on choisit de ne pas être victime. Cette femme déterminée n'a pas attendu que le système la prenne en main...»

Stéphane se rend compte que le cancer du sein s'attaque à n'importe qui et il veut aider à faire de la prévention: «J'ai justement rappelé à ma mère de ne pas oublier de passer sa mammographie!»

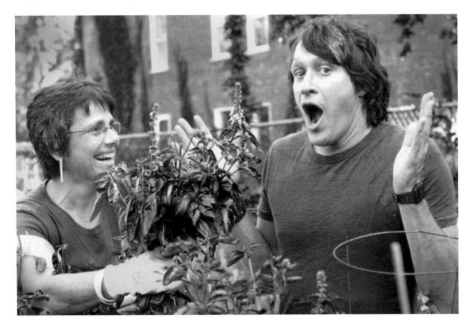

UN BEAU CHEMINEMENT

En mai 2005, Louise apprit que la bosse de deux centimètres qu'elle avait découverte à son sein deux mois auparavant était bénigne. Beaucoup de raisons de célébrer la vie, à quarante-deux ans, alors que le stress causé par l'attente des résultats l'avait empêchée de dormir.

Et pourtant, même les médecins se trompent parfois. Trois jours plus tard, dans le cabinet de son gynécologue, la nouvelle la frappait de plein fouet : « Une fois le choc initial passé, la résilience naturelle reprend le dessus et on se met en mode combat : quel est le plan de match ? J'avais besoin de savoir ce qui allait m'arriver et j'avais surtout besoin que ça bouge vite. Je ne pouvais pas supporter l'idée que cet envahisseur pouvait continuer son chemin sans entrave. Sur le coup, je me suis mise à écrire : "Le cancer est un cadeau dont je n'aime pas l'emballage, mais qui me réserve sans doute beaucoup de belles surprises." Mon naturel optimiste refaisait surface, mais je me demandais d'où me venait une idée pareille... »

Après la chirurgie, Louise se sentait déjà un peu mieux sachant que la tumeur et le ganglion infecté avaient disparu, mais elle était préoccupée par les traitements de chimiothérapie qui allaient suivre. « Ma fille Justine, dix ans, ne voulait pas que je l'accompagne à l'école la tête chauve... L'idée de ne pas avoir de cheveux me dérangeait pour une seule raison, je ne voulais pas avoir l'air faible. On ne se sent pas toujours forte quand on a le cancer, mais on doit le rester, on doit parfois faire semblant pour ne pas décevoir notre entourage. »

Le cancer lui a fait cadeau d'une merveilleuse nouvelle amie, Oana Banu, qui était également mère de jeunes enfants. Ensemble, elles étaient libres de parler franchement de la maladie, sans tabous ni retenue, et de tout ce qui la concernait. Même de la mort qui, si elle devait se présenter trop tôt, laisserait leurs enfants privés de leurs souvenirs. « J'ai passé plusieurs nuits sans sommeil à organiser mes funérailles. Il y avait seulement Oana à qui je pouvais tout dire. Avec elle, j'ai pleuré et

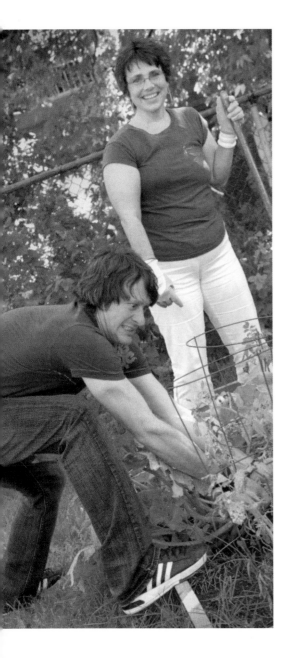

j'ai ri. Je ne sais pas comment j'aurais pu passer à travers cette aventure sans elle. Malheureusement, nous n'avons pas eu la même chance et le cancer l'a attaquée de nouveau… Elle était heureuse de faire les photos avec Mario Pelchat pour le livre *Les Hommes roses*, ça l'avait beaucoup motivée. Finalement, elle nous a quittés seulement un an après notre rencontre… Elle me manque terriblement. »

Louise ne regrette rien de son parcours. « Ça peut paraître paradoxal, quand on a peur de mourir, de considérer que le cancer nous fait cadeau de TEMPS. Entre les différentes interventions, il y a des délais qui nous paraissent parfois trop longs. Par contre, ça nous donne le temps de PENSER! Penser à notre cheminement de vie pour faire le bilan de nos rêves et aspirations. De mon côté, ça m'a permis de me recentrer sur mes priorités et ça m'a donné du courage pour changer des choses et pour provoquer des situations qui apportent des changements. »

Lettre hommage de M. Stéphane Fallu

Salut Louise,

Je t'écris d'une chambre d'hôtel après un spectacle. Encore ému par l'échange avec le public, je pense à notre rencontre, émouvante elle aussi, et à cette magnifique journée d'automne où j'ai fait ta connaissance. Une journée idéale pour jardiner en compagnie d'une personne remplie de vie, d'espoir et de joie.

Moi, je suis en pleine santé. J'ai compris que notre état peut changer avec un simple, un banal diagnostic. Quelques mots qui renversent. Une maladie grave, celle qui t'a frappée, toi, comme des milliers d'autres femmes du Québec, le cancer du sein.

Aujourd'hui, j'ai envie de te dire, ainsi qu'à toutes celles – et ceux – qui sont atteints de ce terrible fléau, de continuer, de vous battre et de vous accrocher à cette magnifique vie. Continue, Louise, d'être sereine face aux nombreuses épreuves que tu as vécues, continue à réaliser tes rêves, continue d'être proche des gens qui t'aiment.

On parle souvent de cette maladie lorsqu'elle frappe une personne qui nous est chère. Je crois cependant que cela devrait être un défi de tous les jours. Encourageons la recherche afin de vaincre ou à tout le moins de mieux connaître la maladie. Développons des examens de prévention plus efficaces, offrons un meilleur soutien aux personnes atteintes ainsi qu'à leurs familles.

Louise, j'ai écouté ton récit et su déceler les épreuves que tu as subies. Que ce soit l'attente du pronostic, l'annonce de ta maladie à ta famille et à tes proches ou encore les changements que tout ceci a engendrés dans ta vie.

J'ai aussi compris que cette maladie t'a permis de t'affirmer face au système de santé. Mais aussi, et surtout, de savoir ce que tu désires par-dessus tout. La vie!

N'oublie pas que tu es de ces personnes qui peuvent utiliser leur force et leur courage afin de t'impliquer et ainsi de pouvoir attaquer la maladie à grands coups d'espoir et de courage.

Alors Louise, je te souhaite de rester forte, de rester en santé et surtout de rester en vie!

Stéphane

Mario Pelchat
et Oana Banu

UNE FAN

Mario Pelchat est reconnu pour sa sensibilité et son extrême compassion envers les gens qui souffrent, ayant lui-même vécu la perte de sa sœur en 1979, décédée d'un ostéosarcome. C'est avec ce même désir de réconforter d'autres personnes affectées par un cancer qu'il a accepté de rendre hommage à Mme Oana Banu, bien que l'état de santé de cette jeune mère de famille fût précaire. «J'avais comme le sentiment qu'elle allait nous quitter, j'espérais une autre tournure, mais ça n'a pas été le cas. J'ai tenté de l'encourager du mieux que j'ai pu, mais me sentais tellement impuissant...» En effet, Oana est décédée le 22 mars 2008, trois mois après leur unique rendez-vous.

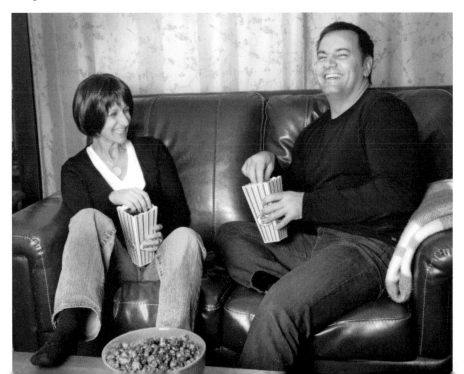

LE DESTIN

Chère Oana,

Bien que nous ayons pris les photos il y a plus de quatre mois, je me décide finalement à mettre le magnétophone en marche, prête à immortaliser tes réflexions sur papier. Rien. Aucun mot ne sort, que le grincement sourd d'un appareil mal huilé. Je scrute minutieusement la petite boîte noire et ses nombreux boutons. J'appuie sur PLAY, FFWD, REW, STOP et sur toutes les fonctions disponibles. Toujours rien. Sceptique, je sors la minuscule cassette, la remets dans l'appareil en la tournant du côté B... et recommence à jouer des boutons. Encore rien ! Bizarre. Je sors la cassette, la tourne et la retourne maintes fois entre mes doigts et m'aperçois soudain que la bande est cassée. CASSÉE ! ?

Malheur ! Tout est là-dessus ! Notre entretien avec Mario Pelchat et celui que nous avions partagé seules, toutes les deux. Les mots que je veux communiquer, ce sont les tiens ! Ceux-là mêmes qui sont sortis de ta bouche, de ton âme ! Ces mots, je voulais les laisser à ta famille, à tes fils... J'avais déjà annoncé à ton mari que j'allais lui offrir la cassette en souvenir de toi, de ta voix... Je suis si bouleversée, Oana ! Comment cette bande magnétique a-t-elle bien pu se rompre ?

Convaincue que je ne pourrais trouver les mots pour bien décrire tes émotions, je me suis assise à l'endroit même où tu te trouvais lors de la séance de photo, comme pour sentir ta présence ou réentendre tes mots. Je n'ai pas pleuré à ton service funéraire, tu sais. Dans cette salle, tes fils, tes amours de cinq et huit ans, s'amusaient avec d'autres enfants du même âge, car eux non plus ne ressentaient pas ta présence en ce lieu. À cette pensée, pourtant, mes larmes se répandent sur la causeuse en cuir, à l'endroit où tu riais, il y a quatre mois...

C'est sur cette même causeuse que tu m'as raconté l'histoire de ton cancer du sein, découvert deux ans auparavant ; c'est ici que tu m'as confié ton espoir de vivre malgré cette récidive de cancer qui attaquait alors tes poumons et ton cerveau ;

c'est ici aussi que tu m'as témoigné du bonheur ultime que tes fils te procuraient, de l'amour inconditionnel que tu éprouvais pour eux et m'as dit à quel point tu voulais te battre pour demeurer près d'eux afin de les voir devenir des hommes. Mais c'est aussi ici que nous avions abordé l'éventualité de perdre ce combat qui était le pire de ta vie, de la mort aussi, de ta propre mort.

Sur cette cassette inutilisable, tu m'as révélé tes inquiétudes face à cet avenir prédit par ton médecin, qui se situait entre six mois et deux ans. Avec un constat médical aussi défaitiste, comment trouvais-tu la force de rire, de profiter du moment présent et de croire en l'avenir? Tu étais courageuse, Oana. Tu voulais faire mentir les pronostics et guérir… mais tu n'as obtenu que quatre mois, tout juste le temps de te préparer à quitter les tiens. Tu n'avais que quarante ans.

Tu as accepté de faire partie de ce projet avec gratitude, heureuse de savoir que tu serais immortalisée aux côtés de Mario Pelchat, dans une bataille de pop-corn rose. Pendant toute la séance de photo, tu as exprimé ton côté fou et rieur, ce côté de toi que tes proches connaissaient bien et qu'ils conserveront précieusement dans leurs souvenirs pour l'éternité.

« Les personnes touchées par ce fléau maudit me touchent, et leur bien-être comme leur guérison me tiennent à cœur. Comme je voudrais être tout-puissant… C'est certain qu'elles guériraient toutes. »

Lettre hommage de M. Mario Pelchat

Quand j'ai accepté d'aller à ta rencontre, Oana, je ressentais une certaine nervosité puisque j'étais passé par là déjà. En effet, ma sœur avait connu le même combat et ma cousine était elle-même dans une situation semblable à la tienne ; elle aussi voulait vivre pour ses enfants en bas âge (elle est partie peu après notre rencontre).

Moi qui voulais être rassurant, je t'ai sans doute maladroitement parlé du décès de ma sœur, tentant de te sécuriser en disant que la recherche avait progressé et permettait aujourd'hui de sauver bien des vies. Je le croyais et le crois encore, mais Dieu a des desseins insondables et il a choisi de te rappeler à Lui.

J'éprouve une tristesse profonde pour ceux qui t'aimaient et auraient désiré te garder auprès d'eux, mais je ressens aussi un bonheur de t'avoir connue, d'avoir pu échanger avec toi, de m'être livré aux demandes de notre photographe qui nous a permis de nous amuser comme des enfants. Ce souvenir restera imprégné dans mon cœur toute ma vie. Tu es demeurée digne dans le combat, tu es restée positive, aimante et forte et tu m'as impressionné énormément. Que Dieu bénisse tous ceux que tu as laissés et que ton souvenir demeure à jamais.

Adieu, Oana, et merci pour le bien que tu m'as fait ce jour-là !

Mario

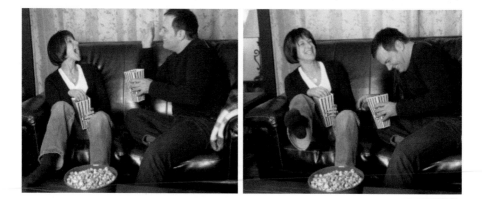

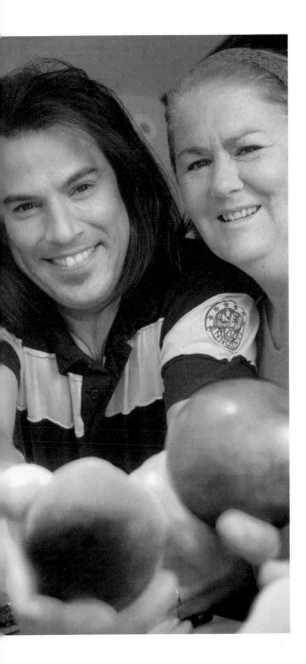

Patrick Bourgeois
et Carole Savard

UNE BELLE-MÈRE

Patrick Bourgeois est un homme très drôle, très spontané, qui taquine continuellement sa belle-mère. Lorsqu'il parle d'elle, il décrit sa situation en riant, l'œil moqueur : « Ç'aurait pu être pire ! »

C'est le mari de Carole Savard, cette femme de Shawinigan, qui a découvert une masse à son sein gauche, à l'automne 2001. Comme elle ne ressentait aucune douleur, elle ne s'en inquiéta guère et reporta d'un mois le rendez-vous qu'elle pouvait obtenir pour la semaine suivante. Pourtant, après une mammographie, une radiographie et une consultation avec son chirurgien, elle dut se résigner à subir une mastectomie partielle.

Un an et demi plus tard, alors qu'elle ressentait des malaises, sans vraiment pouvoir en identifier la cause, elle décida de consulter son radio-oncologue. Elle eut raison d'écouter son corps puisque les résultats d'une ponction effectuée dans son sein révélèrent qu'elle portait un deuxième type de cancer, comme une bombe à retardement. Il fallait faire l'ablation de ce qui lui restait de son sein gauche : « J'ai beaucoup moins réagi à l'annonce de la mastectomie complète… Je me disais que je n'aurais peut-être plus d'inquiétude une fois le cancer enlevé. Mais c'était une illusion. Je suis toujours inquiète pour le moindre mal physique qui persiste plus d'un jour. »

L'AIDE APPORTÉE

Patrick Bourgeois n'avoue pas facilement qu'il a été une aide précieuse pour Carole. Elle dit de lui : « C'est lui qui m'a trouvé un médecin à Montréal. Il a dit à ma fille Mélanie : "Ta mère a besoin de soins et on va tout faire pour s'occuper d'elle." Et pendant mes cinq semaines passées à la Société canadienne du cancer, où je résidais pendant mes traitements de radiothérapie, il venait régulièrement me rendre visite. Il est même venu faire un petit concert pour égayer les gens qui traversaient, eux aussi, une période très difficile, loin de chez eux. Ça peut paraître peu, mais pour moi, ça m'a montré à quel point il est généreux. »

Patrick ajoutera, en riant : « J'avais pas le choix d'y aller, ma femme me tirait par la main ! » Puis il dira, avec un certain malaise : « Je préfère faire du bien aux gens pour leur changer les idées sans l'étaler au grand jour. Ma belle-mère avait besoin d'oublier le cancer et tous les traitements, alors j'ai seulement fait ce que je pouvais pour la distraire. »

LE CHOIX : PROTHÈSE MAMMAIRE
EXTERNE OU RECONSTRUCTION

Pour la majorité des femmes, la mastectomie modifie le regard qu'elles portent sur elles-mêmes. Toutefois, deux suggestions leur sont offertes pour qu'elles retrouvent rapidement leur silhouette : le port d'une prothèse mammaire externe ou la reconstruction du sein par chirurgie.

Pour Carole Savard, la question est résolue : elle n'a pas l'intention de se faire opérer de nouveau. C'est par souci de coquetterie et de conserver sa féminité qu'elle a tout de même choisi de porter une prothèse.

La prothèse mammaire externe peut être glissée à l'intérieur d'un soutien-gorge adapté possédant une pochette. Dans un premier temps, elle sera faite en mousse très légère pour qu'elle soit portée provisoirement en attendant la cicatrisation et en cas de radiothérapie. La prothèse définitive sera constituée d'un gel de silicone et pourra parfois adhérer à la peau à l'aide d'un support adhésif. Ces prothèses adhérentes épousent les mouvements du corps, réduisant la tension sur la bretelle du soutien-gorge.

« J'ai accepté de vivre avec une prothèse et je vis normalement. Je l'enlève parfois parce que c'est un peu lourd pour mon épaule, mais je dirais que c'est le seul inconvénient. Et quand je l'enlève, je n'ai jamais de commentaires déplacés ou désagréables sur mon sein manquant. »

Lettre hommage de M. Patrick Bourgeois

Le courage est une chose étrange. On ne choisit pas toujours le chemin et ses obstacles, mais on choisit la manière de les affronter et notre attitude. Carole, il y aura bientôt sept ans que je t'ai rencontrée pour la première fois. Pourtant, c'est au fil de tes épreuves que j'ai réellement appris à te connaître.

À travers tes deux cancers, tes angoisses et tes peurs, toujours, tu es restée sereine et forte devant tes proches. Par moments, nous étions tous un peu paniqués, désemparés, mais toi, tu semblais prête au combat.

J'aimerais profiter de cette occasion qui m'est donnée pour te remercier.

Merci de m'avoir accueilli si généreusement dans ta famille, merci pour ton attitude positive si inspirante, merci pour Mélanie, l'amour de ma vie, et merci pour tes sourires qui me rappellent à quel point la vie est fragile, mais ô combien belle !

Salut, la belle-mère !

Patrick

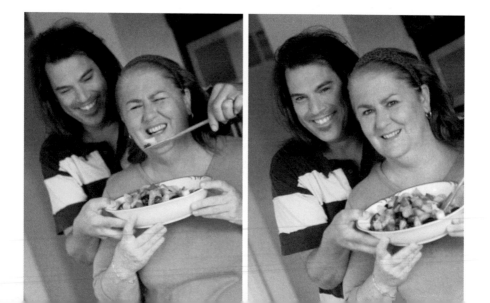

Joël Legendre
et Bernice Bossé

UNE AMIE

Joël Legendre et moi avons en commun une personne qui nous est très chère, et pour qui nous avons eu un coup de foudre d'amitié. Elle se nomme Bernice Bossé. Comme la majorité des hommes, Joël reconnaît son ignorance en ce qui concerne le cancer du sein. Cette phrase de Bernice : « On traverse une maladie comme on est dans la vie », il s'en souvient encore.

Cette femme a toujours été optimiste, « à la limite de l'inconscience », dira-t-elle en riant. Elle sait que ce tempérament l'a beaucoup aidée lorsqu'elle a appris la mauvaise nouvelle. « Si on prend la vie négativement, on ne peut pas être positif devant l'annonce d'une telle nouvelle. » Elle ajoutera, une étincelle dans les yeux : « La maladie, c'est comme le mariage. Tu ne sais jamais comment ça va finir. Énerve-toi, énerve-toi pas, ça va finir comme il faut que ça finisse ! Alors, autant être positif et se battre ! »

UNE ÉPREUVE DOULOUREUSE, MAIS ENRICHISSANTE

En 2004, un liquide clair s'écoule du sein droit de Bernice, mais toute une année passera avant qu'une oncologue prenne son dossier au sérieux. Il sera alors trop tard pour sauver son sein. Bien que son médecin lui eût assuré que son cancer était minuscule et qu'une intervention chirurgicale laisserait à peine une petite cicatrice, Bernice y laissa son sein droit en entier et une partie de son sein gauche.

Cette épreuve douloureuse derrière elle, il était hors de question pour Bernice de renouveler l'expérience avec le bistouri pour des raisons esthétiques. Pourtant, l'été passa et elle se rendit compte des conséquences physiques, mais surtout psychologiques, de vivre amputée d'un sein. Elle dut affronter le regard des autres :

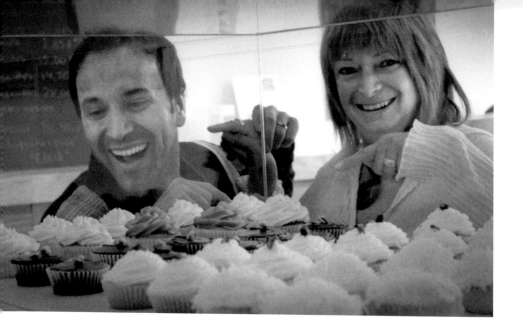

« On accepte plus facilement la personne à qui il manque une jambe ou un bras que celle à qui il manque un sein. J'ai déjà entendu : "Tu peux, je crois, t'arranger pour que ça se voie moins..." Je ne voulais pas vivre comme ça, sans ma féminité, toute ma vie. »

Elle changea donc d'idée et partit à la recherche d'un plasticien afin de procéder à la reconstruction mammaire de ses deux seins. Puisque toute la peau de son sein droit avait été enlevée lors de la mammectomie, la reconstruction à l'aide d'un implant mammaire était une option impossible. Il restait heureusement la technique du TRAM *flap*.

Bernice retourna sur la table d'opération afin de faire reconstruire son sein gauche à l'aide d'une prothèse mammaire. Par la suite, comme elle avait à cœur d'aider, elle est devenue bénévole à l'Hôtel-Dieu de Montréal où elle rencontre des femmes désirant procéder à la reconstruction mammaire, afin de mieux les éclairer et de leur faire part de son cheminement.

LA RECONSTRUCTION MAMMAIRE

Les méthodes les plus couramment utilisées dans la reconstruction postmastectomie sont l'implantation d'une prothèse en silicone et la technique de reconstruction par lambeau nommée TRAM *flap* (*Transverse Rectus Abdominis Myocutaneous flap*), qui consiste à utiliser les tissus de la patiente elle-même, c'est-à-dire à prendre de la graisse, de la peau et un pédicule musculaire de l'abdomen et de faire remonter ce lambeau vers la poitrine de manière à reconstruire le sein. L'intervention donne un résultat naturel et satisfaisant, mais le sein ainsi qu'une partie de la région abdominale auront perdu beaucoup de sensibilité.

Après une mastectomie, un traitement de radiothérapie est parfois nécessaire. Puisque la radiothérapie modifie la texture de la peau, le chirurgien suggérera généralement de procéder à la reconstruction entre six mois et un an après la mastectomie.

Comme dans le cas de Bernice, une correction chirurgicale de l'autre sein doit souvent être pratiquée afin de l'harmoniser à la forme et au volume du sein reconstruit. Cette intervention se fait habituellement au moment de la reconstruction du mamelon et de l'aréole du sein, soit environ quatre mois après la reconstruction du sein.

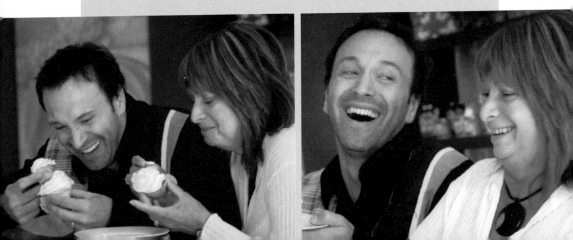

Lettre hommage de M. Joël Legendre

Chère Bernice,

Je nous revois encore par ce beau matin ensoleillé faire connaissance dans cette pâtisserie où ça sentait bon le chocolat. C'est l'endroit que nous avions choisi pour cette rencontre qui ne devait durer que quelques minutes, le temps d'un cliché ou deux...

En te serrant la main, j'ai su que la crème ne serait pas seulement dans ces gâteaux que nous allions dévorer dans les secondes succédant à notre rencontre, mais bien en ta personne... «Oui! J'ai pogné la crème de la crème!» me suis-je dit intérieurement. Et je ne m'étais pas trompé! Quel privilège de te connaître, toi au récit si incroyable... Toi qui me diras au cours de cette matinée: «Moi, ma vie a commencé le jour où on m'a annoncé que j'avais un cancer!»

Wow! Cette séance de photo restera à jamais gravée dans ma mémoire. Nous nous sommes serrés dans nos bras pour finalement nous dire que nous voulions rester dans la vie l'un de l'autre... ce que nous fîmes.

La vie est belle, Bernice, et tu le sais plus que quiconque. Car le jour où on a voulu te l'enlever, tu t'y es accrochée. À ton contact, j'ai compris à quel point je l'aime, cette vie. Surtout lorsqu'elle m'envoie des êtres de lumière comme toi.

Quelle belle personne tu es! Authentique, vraie, sincère comme il ne s'en fait plus beaucoup... À bien y penser, dans cette pâtisserie où nous nous sommes rencontrés la première fois, ce n'était pas seulement le chocolat qui parfumait si agréablement la pièce... mais bien l'amour!

À quand notre prochain fou rire, notre prochaine larme autour d'un petit gâteau, mon amie? Je te donne un beau p'tit bec sucré!

Amitiés sincères.

Joël

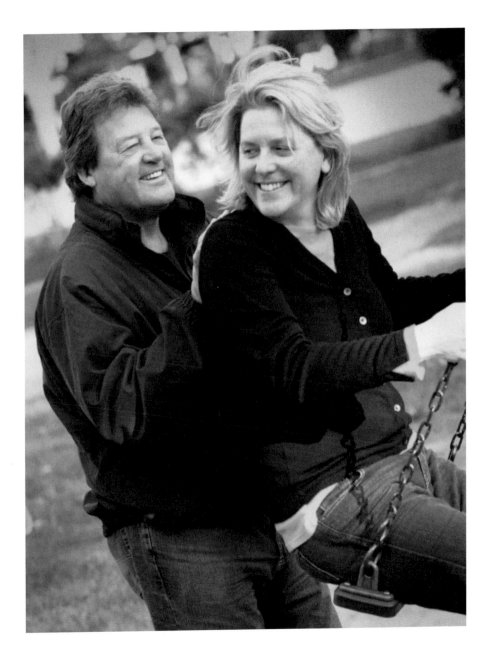

Pierre Bouchard
et Suzanne Bouchard

UNE SŒUR

Âgé à peine de dix ans, Pierre Bouchard s'est vu confier un mandat important pour un enfant : être le parrain de sa sœur cadette qui venait de naître. Elle s'appelait Suzanne.

Ce hockeyeur talentueux a commencé sa carrière avec les Canadiens Junior à l'âge de dix-huit ans. Puisque ce travail l'amenait à beaucoup voyager, il a vu sa jeune sœur grandir mais à distance, recevant de ses nouvelles par sa mère.

Les années ont donc passé, chacun trouvant sa voie respective et dans des lieux souvent éloignés. Pierre et Suzanne avaient tous deux des vies empreintes d'un lot de joies et de peines quotidiennes, mais ni l'un ni l'autre ne s'étaient imaginé que Suzanne serait touchée par un cancer du sein à quarante-cinq ans.

L'ISOLEMENT

Suzanne Bouchard croyait que la petite masse découverte à son sein droit était anodine. Mais, après une mammographie et une biopsie, elle apprit qu'elle avait un cancer du sein.

Se battre ne l'effrayait guère. L'annoncer à ses proches, à ses amies, à ses collègues, était ce qui l'angoissait le plus, car elle souhaitait garder son état secret. Elle voulait que personne ne puisse lire sa honte ou son déni de la maladie dans ses yeux. Pourtant, elle avoue : « Je regrette de m'être isolée, de ne pas avoir trouvé la façon d'inclure ceux que j'aime dans le processus de guérison. J'aurais voulu accueillir l'aide qu'ils auraient pu m'apporter malgré la peur qui les habitait aussi. »

La durée et l'intensité des traitements, les douleurs postopératoires, les effets secondaires dus à la chimiothérapie et à la radiothérapie, elle a vécu toutes ces étapes

comme une longue traversée du désert. Ce marathon lui a grugé plus de deux ans de sa vie. Aujourd'hui, elle désire clore le chapitre. «J'ai vécu le cancer, je l'ai combattu et j'ai survécu. Je souhaite dorénavant prendre de la distance vis-à-vis cet événement et poursuivre ma route. Mon combat vers la guérison, c'est la performance de ma vie, c'est ma coupe Stanley à moi!»

Suzanne se confie: «En regardant ces photos avec mon frère, je vois à quel point il a un amour inconditionnel pour moi. Il est généreux et je sais que je peux tout lui demander. Il me rassure. Je l'aime.»

LE RETOUR À LA RÉALITÉ

Le retour à la vie quotidienne après un cancer du sein ne doit jamais être sous-estimé. Certaines personnes sont plongées dans une crise existentielle qui peut les transformer du tout au tout. Elles doivent parfois prendre le temps de bien comprendre les effets psychologiques causés par cette maladie.

Pour Suzanne, le retour au travail ne s'est pas fait sans heurts. «Je suis retournée au travail trop rapidement. De plus, le comité d'accueil n'était pas au rendez-vous. Je pense que les employeurs et les ressources humaines de la majorité des entreprises sont mal informés sur cette maladie et ses effets secondaires. Le cancer est un grand traumatisme qui affecte la performance jusqu'au plein rétablissement.»

Deux ans après son retour, elle a dû quitter son emploi. «Je voulais tant que tout soit comme avant, mais ce n'est pas si simple de reprendre la vie et le travail où on les a laissés. Ce retour au travail, je l'ai vécu comme le plus grand échec de cette épreuve... On ne peut pas gagner tous les combats. Au moins, j'ai gagné le plus décisif.»

Lettre hommage
de M. Pierre Bouchard

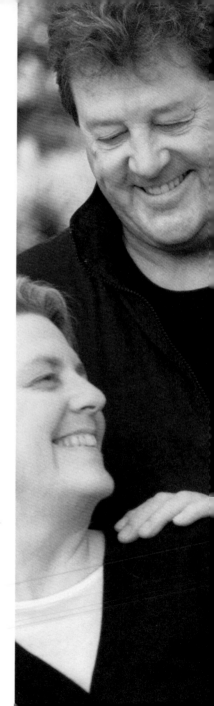

Chère Suzanne,

Lorsque j'ai appris que tu avais le cancer du sein, j'ai vraiment été surpris. Je savais que la maladie pouvait cogner à toutes les portes, mais pourquoi la tienne ?

On n'en a pas beaucoup parlé, toi et moi. J'ai préféré te faire sourire en discutant de choses joyeuses. Un peu par gêne. Beaucoup par sentiment d'impuissance.

Et toi, là-dedans, tu t'es battue. Tu t'es remise en question aussi.

Ça m'a fait penser au passé, lorsque nous étions réunis tous ensemble au chalet, au bord du lac Raymond. Je me souviens de ton petit baluchon accroché à une branche, que tu avais mis sur ton épaule en déclarant : « Je m'en vais ! » d'un air déterminé. Tu es revenue une demi-heure plus tard, t'apercevant sans doute qu'on fait vite le tour du jardin ! Tu n'avais que quatre ans, mais tu étais déjà bien solide.

J'étais là pour toi, tu sais. J'ai beaucoup pensé à toi, essayant de me mettre à ta place, cherchant à comprendre comment tu pouvais te sentir. J'étais triste.

Mais voilà, tu as relevé tes manches et tu t'en es sortie. Sans rien demander. Grande, forte et persévérante.

Petite sœur, je suis fier de toi et je t'aime.

Pierre

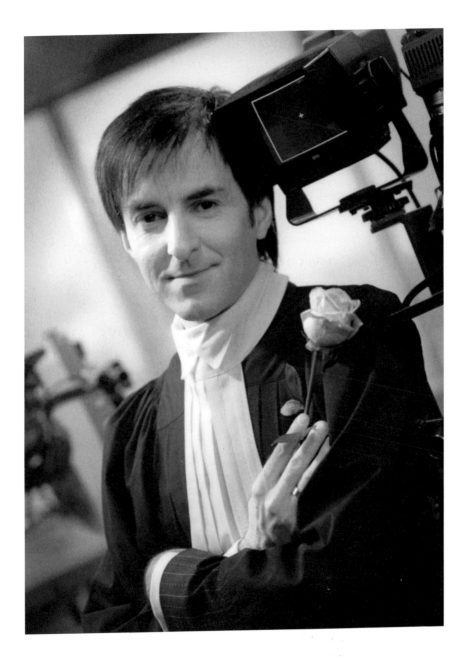

François Charron
et France Lefebvre

UNE COUSINE

François Charron éprouve un chagrin toujours présent bien qu'il remonte à plusieurs années. Sa cousine, sa presque sœur, a rendu son dernier souffle il y a huit ans, quittant les siens beaucoup trop tôt, beaucoup trop jeune.

François Charron a été le premier à me mettre en face, bien malgré moi, de la dure réalité que doit inévitablement envisager chaque personne à qui l'on vient d'annoncer le pire diagnostic. Cette fatalité redoutée et que je désirais nier se dressait devant moi. Je voulais que ce livre rende hommage aux survivantes, comme si plus personne ne mourait du cancer du sein, comme on ne meurt plus du scorbut ni de toute autre maladie du temps bien lointain de nos ancêtres. C'est face au deuil qu'a vécu François que je me suis résignée à parler de la mort. Je tenais à honorer la mémoire de celles qui, comme France Lefebvre, ont livré un combat mais ne l'ont pas remporté. Elles sont encore trop nombreuses.

Malgré cette perte douloureuse, François Charron désirait commémorer la vie de sa précieuse cousine, qui était avocate et dont le rêve de faire de la télévision s'est évanoui dans la mort. Il souhaitait réaliser ce rêve pour elle. C'est donc sur le plateau de l'émission *Salut bonjour*, à TVA, que François permit à France de régner, cette douce rose dont les pétales ne faneront jamais dans le cœur de tous ceux et celles à qui elle a apporté de l'amour tout au long de sa trop brève existence.

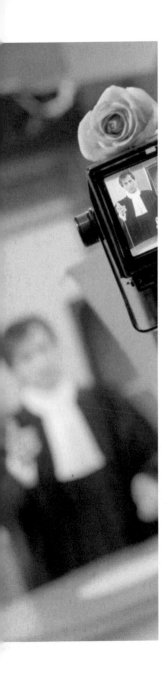

Lettre hommage de
M. François Charron

FRANCE LEFEBVRE

Ma cousine, ma presque sœur… La tornade blonde! Non, le tsunami version blonde! Elle ne carburait pas à l'énergie, elle l'a inventée. Le 16 mars 2000, à trente-trois ans, elle est partie et s'est transformée en oiseau. Un oiseau qui, en revenant de ses funérailles, était dans ma maison. Je ne blague pas, il y avait un oiseau dans mon salon! Alors qu'on avait fait jouer la chanson *Vole* de Céline Dion à l'église un peu plus tôt, devoir faire sortir un oiseau de chez moi pousse le symbolisme à son maximum. Pire, l'oiseau en question a vécu sur le balcon de ma chambre pendant plus de deux ans. Chaque matin, je saluais France qui me regardait par la fenêtre. L'entêtée me suivait dans mon deuil. Pas lâcheuse, la cousine!

Spécialiste incontestée des 5 à 7 à Candiac, voyageuse professionnelle dans le Sud, magasineuse émérite, elle était avocate depuis dix ans et pratiquait chez Perras, Pilotte & associés à Valleyfield. Sa rage? L'injustice. Son talent? Défendre (pour vrai) la veuve et l'orphelin. Si elle et la juge Ruffo s'étaient rencontrées, il n'y aurait plus jamais eu d'enfants maltraités au Québec.

France avait UN rêve. Elle désirait être connue. Elle aurait tout donné pour devenir l'avocate qui commente les causes à la télé. Trois mois avant de nous quitter, elle m'a demandé de l'aider à écrire sa biographie. Ne croyant pas qu'une force comme elle finirait par partir si vite, on a laissé traîner les choses sans jamais avoir eu le temps d'écrire le livre.

C'est le seul regret de ma vie. France, je me reprends avec ce projet. Ceux qui lisent ce texte vont un peu te connaître.

France avait une grande particularité. Elle disait OUI à la vie. Chaque fois qu'on lui offrait quelque chose, plutôt que de faire comme plusieurs et de dire « non merci » ou « tu n'aurais pas dû », elle disait avec le plus beau des sourires du monde : « Si t'insistes ! » Elle disait oui aux petits et grands bonheurs. Alors pour célébrer sa mémoire, dites OUI vous aussi. La prochaine fois que vous serez tenté de dire non par convention, par gêne ou parce que votre mère vous a éduqué ainsi... Ne boudez pas votre plaisir. Pensez à France et dites : « Si t'insistes ! »

François Charron

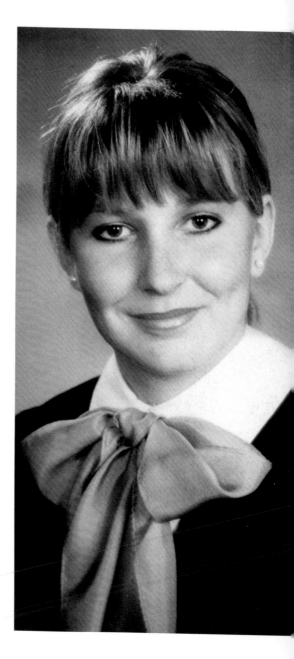

Deano Clavet

LE CHOIX DU SILENCE

Incontestablement, chaque survivante du cancer du sein ayant collaboré à ce livre a généreusement dévoilé son parcours tantôt empreint de peur et de larmes, tantôt débordant de vie et d'espoir. Pourtant, plusieurs personnalités masculines avec qui j'avais communiqué pendant les balbutiements de ce projet mirent en lumière une autre réalité : des femmes de leur entourage qui avaient survécu à un cancer du sein refusaient cet hommage qu'on souhaitait leur rendre. J'ai toujours accepté la décision de ces femmes sans jamais m'en offusquer. Cependant, pourquoi tous ces refus ? Petit à petit, j'ai compris le devoir que nous avons tous de respecter l'intimité et le rythme de chacune face à son propre destin.

Pour la majorité des survivantes, parler de leur expérience est un témoignage du miracle qu'elles ont vécu, un espoir à partager. Toutefois, pour d'autres, le silence est le seul choix envisageable. Ces femmes qui choisissent de ne pas en discuter vivent le cancer du sein accompagnées de leurs proches et désirent garder leur combat comme un souvenir personnel qu'il n'est pas nécessaire d'étaler sur la place publique. Une dame m'a déjà avoué : « J'ai effacé ce chapitre. Le cancer du sein a fait partie de ma vie parce que je n'ai pas eu le choix, mais je ne veux pas en parler. »

Mon but ici n'est nullement de porter un jugement sur la façon d'aborder la maladie, ni sur la décision de témoigner de son expérience ou non. Mon objectif premier était de comprendre comment le cancer du sein est vécu et d'en partager les réalités aussi fidèlement que possible. La réalité dont je fais mention ici est simplement le choix du silence.

M. Deano Clavet a donc accepté de rendre hommage à toutes ces personnes qui subissent la maladie au quotidien sans pour autant attirer l'attention sur elles. Peu importe la façon dont vous avez choisi de vivre votre lutte contre le cancer du sein,

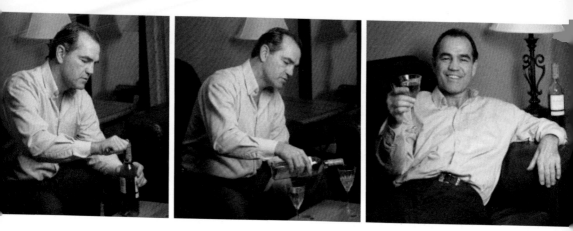

sachez que nos pensées se tournent vers vous. Puissiez-vous, au fil de ces pages, trouver le réconfort et le soutien nécessaires à la poursuite de votre combat, dont la victoire est le seul objectif!

En hommage aux femmes, par M. Deano Clavet

Selon les Écrits, Dieu aurait fait l'homme (Adam) et, avec une de ses côtes, il aurait fait la femme (Ève). Mais je serais plutôt porté à croire que la vie a fait la femme, et que celle-ci serait devenue une mère, une sœur, une amie… pour ensuite redevenir une femme, celle qui aime, qui chérit, qui nourrit l'enfant qui deviendra un homme.

Or, quiconque s'attaque à elle mérite une riposte définitive pour que l'humanité poursuive son chemin. À vous, mesdames touchées par le cancer du sein, je lève mon verre et vous salue pour votre courage.

Cheers!

Deano Clavet

Conclusion

Selon les statistiques recueillies par la Société canadienne du cancer, le cancer du sein est la forme de cancer la plus répandue chez les Canadiennes. En 2008, au Canada, on estime à 22 400 le nombre de femmes qui recevront un diagnostic de cancer du sein et à 5 300 le nombre de celles qui en mourront. On estime également que 170 hommes recevront un diagnostic de cancer du sein et que 50 en mourront.

Une femme sur neuf risque d'avoir un cancer du sein au cours de sa vie. Une femme sur 28 en mourra. Cette triste réalité fait également partie de ce livre puisque deux femmes sur 28 sont décédées de récidives de cette maladie en cours de projet. C'est trop. Beaucoup trop.

Si vous regardez autour de vous, il y a certainement une personne qui lutte présentement pour sa vie, ou une autre qui a enfin remporté la victoire. Dans les prochains mois, les prochaines années, des noms de personnes que vous connaissez très bien s'ajouteront malheureusement à cette liste. Toutes les personnes qui ont contribué de près ou de loin au succès du présent ouvrage ont, comme moi, le désir d'enrayer le cancer du sein, et bien sûr, celui d'offrir un message d'espoir et de réconfort aux personnes atteintes ainsi qu'aux gens qui les accompagnent.

Maintenant que nous voyons le cancer du sein à travers le regard des hommes, unissons nos efforts pour en faire le combat de tous. Restons à l'écoute des personnes dont la vie est bouleversée par un terrible diagnostic. Tendons la main à ceux et celles qui se trouvent démunis face à un avenir incertain. Et surtout, gardons à l'esprit que la personne atteinte n'est pas la seule à souffrir.

Nancy Charles

Références

- **Fondation du cancer du sein du Québec**
  514 871-1717
  1-877-990-7171
  www.rubanrose.org

- **Fondation québécoise du cancer**
  1-877-336-4443
  www.fqc.qc.ca

- **Société canadienne du cancer**
  514 255-5151
  www.cancer.ca

- **Programme québécois de dépistage
  du cancer du sein**
  418 682-7596
  1-877-682-7596
  www.depistagesein.ca

Autres liens utiles
www.belleetbiendanssapeau.ca
www.fortesensemble.ca
www.essentielles.net
www.chimiopret.ca

Aide aux personnes endeuillées
514 523-3596
Sans frais : 1-888-423-3596
www.maisonmonbourquette.com